Dr. Ayşegül Çoruhlu 4 Temmuz 1969'da doğdu. Orta öğrenimini İzmir'de tamamladı. 1994'te İstanbul Tıp Fakültesi'nden mezun oldu. Şişli Etfal Hastanesi'nde biyokimya uzmanlığı ihtisasını tamamlarken Boğaziçi Üniversitesi Biyomedikal Mühendisliği master programına devam etti.

2000 yılında Amerikan Hastanesi'nde biyokimya uzmanı olarak çalışmaya başladı. Daha sonra İntermed Polikliniği laboratuvar şefi olarak görevine devam etti. Bu görevde kaldığı yıllar içinde koruyucu hekimlik konseptine uygun check-up programları hazırladı. Antioksidan, gıda duyarlılığı, kişiye özel hormon ve genetik testleri gibi ileri antiaging yaklaşımlarını ilk uygulayanlardan oldu. Vitamin ve mineral desteği kullanımı konusunda uzun süre eczacı ve doktorlara seminerler verdi. Amerika ve Avrupa anti-aging derneklerine üyedir. *Alkali Diyet, Tokuz ama Açız* ve *Kuantum Beslenme* kitaplarının yazarıdır.

Çoruhlu, kurumsal şirketlere "Alkali Yaşam" seminerleri vermektedir.

www.alkalidiyet.com
instagram: dr.aysegulcoruhlu

Sirkadiyen Beslenme

**DOĞAN KİTAP TARAFINDAN
YAYIMLANAN DİĞER KİTAPLARI**

Tokuz ama Açız
Alkali Diyet
Kuantum Beslenme

SİRKADİYEN BESLENME

Yazan: Dr. Ayşegül Çoruhlu
Editör: Handan Akdemir

1. baskı / Nisan 2019
25. baskı / Kasım 2019 / ISBN 978-605-09-6023-5
Her 2000 adet bir baskı olarak kabul edilmektedir.
Sertifika no: 11940

Kapak tasarımı: Feyza Filiz
Kapak fotoğrafı: Fethi Karaduman
Baskı: Yıkılmazlar Basın Yayın Prom. ve Kağıt San. Tic. Ltd. Şti.
Evren Mah. Gülbahar Cad. No: 62 / C Güneşli - Bağcılar - İSTANBUL
Tel: (212) 515 49 47
Sertifika no: 45464

Doğan Egmont Yayıncılık ve Yapımcılık Tic. A.Ş.
19 Mayıs Cad. Golden Plaza No. 3, Kat 10, 34360 Şişli - İSTANBUL
Tel. (212) 373 77 00 / Faks (212) 355 83 16
www.dogankitap.com.tr / editor@dogankitap.com.tr / satis@dogankitap.com.tr

Sirkadiyen Beslenme

Dr. Ayşegül Çoruhlu

Doğan Kitap

İçindekiler

Giriş **11**
2017 Nobel Tıp Ödülü ve biyolojik saatimiz 13
Bu kitabı nasıl kullanacaksınız? 19

Sirkadiyen saatimiz **23**
Sirkadiyen saatin kaç? 25

5N 1Y **47**
Ayrılmaz üçlü: "Gıda-mitokondri-enerji" 49

1. N: Neden yeriz **51**
2. N: Ne kadar yemeliyiz? **73**
Hiçbir yemek bedava değildir! 75

Yemek-hastalık ilişkisi **83**
Sağlıksız beslenmenin "diyeti" **93**
3. N: Ne zaman yiyeceğiz? **107**
4. N: Nasıl yiyeceğiz? **115**
5. N: Ne yiyeceğiz? **137**
Neden uyuyoruz **145**
Yaşam şekli ve iç saat **153**
İç saatimizin dış saatle akordunu neler bozar? 155

Haplara mecbur kalmamak için hap gibi öneriler **167**

Sonsöz **173**

Giriş

> **Zamanın kime dost kime düşman olacağı bilinmez.**
>
> – Sheakespeare –

Zaman ve İnsan

Kronos, mitolojide zamanın tanrısıdır. En kıymetli, asla geri alamadığımız şeydir zaman. Diğer tüm canlılar içinde insan, dünya üzerindeki zamanının "sınırlı" olduğunu bilen tek canlı türü. Kendi ölümlülüğünden haberdar olan tek varlık. Bu hem kendi acizliğiyle trajik bir yüzleşme sağlayan hem de o zamanı doğru kullanmak için yaşama tutunma isteği veren bir farkındalık. Zamanla derdi var insanoğlunun. Zaman makinasını icat etmek, zamanı geri alabilmek, zamanı durdurabilmek insanoğlunun binlerce yıldan bugüne hâlâ hayallerini süslüyor.

Zamanı tutamıyoruz, elimizden kayıp gidiyor, geçiyor. Binlerce yıldır zamanın sabit hızda ve daima ileri gittiği zannedilirdi ama Einstein yanıldığımızı gösterdi. Einstein'ın "zamanın göreceliği" kuramı 1921 yılında ona fizik alanında Nobel Ödülü'nü kazandırmıştı. Zaman duruma göre hızlı veya yavaş akabiliyordu. Bu zor teoriyi anlamak için karışık teknik bilgilere sahip olmak gerekir. Bizler zamanın göreceli olmasını tam olarak kavrayamasak da bunun doğru olduğunu biliyoruz.

Zaman, kronolojik zaman "göreceli"

İçinde hem Nobel hem "zaman" sözcükleri geçen ilk paragraf aslında bu kitabın özetidir. Bu kitap ilhamını 2015-2016 ve 2017

Nobel'lerinden alıyor. Bilim alanında en prestijli ödül olan Nobel'i alan çalışmalar her zaman bilimin gideceği yeni yönleri belirleyecek kadar etkilidir. Bu ödüller tıbbın da gelecekteki yönünü belirler. Yakın tarihli bu üç çalışma tıbbın evrildiği en yeni alanları işaret ediyor. Öyle anlaşılıyor ki sağlığa yeni bir parametre eklemeliyiz: Biyolojik iç saat sağlığı.

Bu çalışmalar ışığında yazılmış bu kitabı bitirdiğimizde **"biyolojik zamanın da göreceli"** olduğunu öğreneceğiz.

Bir iç saatimiz olduğunu öğreneceğiz.

İç saat ile kol saatimiz arasındaki uyumsuzluğun yaşlanma hızımızı belirleyebileceğini kavrayacağız.

Biraz daha iddialı bir cümle duymaya hazır mısınız?

Kendi zaman makinemizi üretmeyi, kendi istediğimiz hızda yaşlanmanın sırrını keşfedeceğiz!

"Görece" her daim genç kalmanız dileğiyle...

2017 Nobel Tıp Ödülü ve biyolojik SAATİMİZ

2017 Nobel Tıp Ödülü biyolojik iç saati yani sirkadiyen ritmi kontrol eden moleküler mekanizmanın keşfine verildi. 2017'de üç bilim insanı, Jeffrey C. Hall, Michael Rosbash ve Michael W. Young aldı ödülü. Yani çok taze bir Nobel Ödülü bu.

Zamanın gerçek ölçeri kol saati değil, dünyadır. Saat = dünyadır. Üzerindeki tüm canlı yaşamı dünyanın döngüsüne adapte olmuştur. Kuralları, dünyanın gece-gündüz, mevsimler, iklimler döngüleri belirler. Milyonlarca yıldan bugüne kadar hayatta kalabilen tüm diğer türler gibi insanlar da bu adaptasyonu sağlamıştır. Yani dünya saati ile uyumlu olmak bir hayatta kalma, *survival* meselesidir. Mevsimlere, iklimlere, günlere, gecelere uyum sağlayabilenler kalmış, uyamayanlar yok olmuştur. İşte bu uyumu sağlayan sisteme, "canlıların biyolojik iç saati" veya sirkadiyen ritim diyoruz.

Ancak biyolojik iç saat diye bir kavramın var olduğunu bilmemize rağmen bu saatin nasıl çalıştığı konusundaki aydınlanma bu Nobel Ödülü'yle gerçekleşti. Ve bu yeni bir tıp dalının;

Cronomedicine = Kronotıp

yeni bir uzmanlık alanının

Cronobiology = Kronobiyoloji doğmasını sağladı.

Şimdi sizler de bu kitapla bu yeni tıp dalına ilk adımı atacaksınız. Biyolojik iç saatinizi kurmayı öğreneceksiniz.

Peki;

* Biyolojik saatin çalışmasını sağlayan nedir?
* Biyolojik saatin çalışmasını ne engeller?
* Biyolojik saat doğru çalışmazsa ne olur?
* Biyolojik iç saat ile kolumuzdaki kronolojik dış saat birbirine nasıl uyumlanır?

Nobel çalışmasının bulgularıyla başlayalım. Bu üç bilim adamının **iç saatin çalışma biçimine dair keşifleri, insanların biyolojik sirkadiyen ritimlerini nasıl dünyanın ritmine senkronize ettiğini gösterdi.** Yaptıkları çalışmada önce günlük biyolojik ritmi sağlayan geni izole ettiler. Bu genleri kontrol eden proteinlerin gece ve gündüz farklı çalıştığını buldular. Gece biyolojik saat genlerinin *on* yani aktif, gündüz ise *off* yani sessiz olduğunu gördüler. Bu iç saatin çalışması "kendi kendini her gün kuran saat" biçiminde tanımlandı.

Asıl mühimi, iç saat sadece *on* ve *off* olmuyordu. Tüm gün boyunca farklı fizyolojik mekanizmaların da ayarlanmasına sebep oluyordu.

Bu çalışmalar sayesinde artık biliyoruz ki iç saat yani sirkadiyen ritim, çok kritik fonksiyonları yönetiyor. Mesela davranışlarımız, hormon seviyelerimiz, uyku düzenimiz, vücut ısısı ve aslında tüm metabolizma bu biyolojik saatten etkileniyor.

Vücudun genel sağlık durumu, iç saat ile dış saatin birbiriyle *mismatch* yani uyumsuz olduğu anlarda bozuluyor.

Bu uyumsuzluğu hızlıca kavramak için en güzel örnek çoğumuzun tecrübe ettiği *jetlag*'dir. Kıtalararası uçuşlarda dünyanın başka bir zaman dilimine gittiğimizde, iç saatin bozulmasıdır *jetlag*. Sadece bir kez *jetlag* olduysanız bile birkaç gün bunun sağlınızı ya da yaşam düzeninizi nasıl bozduğunu biliyorsunuzdur. Çok sık yaşamadığımız için bu konu bir sağlık gündemi oluşturmuyor. Peki iç ve dış saat uyumsuzluğu için tek sebep uçmak mıdır?

* Peki ya sosyal jetlag?
* Peki ya elektronik jetlag?
* Peki ya beslenmede jetlag?

Yani vücudun biyolojik sirkadiyen iç saati ile uyumsuz olan yaşam şekli alışkınlıklarımıza ne diyeceğiz? Onlar her gün devam ediyor.

Yaşam ritmi ile biyolojik ritmin *mismatch* yani uyumsuz olmasının pek çok hastalığa, hızlı yaşlanmaya ve kilo almaya sebep olduğunu yüzde yüz ispatlayan çalışmalar olmasına rağmen bu konuyu görmezden mi geleceğiz?

Bu tezin Nobel Ödülü almasının üzerinden sadece bir buçuk yıl geçti. Yani henüz bilgiler, çalışmalar çok yeni. Bu yüzden bu kitapta anlatacaklarımı altını çize çize okumanızı istiyorum. Neden mi?

Çünkü ya şimdi harekete geçip biyolojik saatimizi doğru kuracağız ya da bu çalışmanın sonuçlarının "sokağa" inmesi için 5-10 yıl bekleyeceğiz! Kararı verecek olan sizsiniz. Zaman sizin zamanınız. Ama bu kitabı satın aldığınıza göre farklı düşündüğünüzü tahmin ediyorum. Doğru yerdesiniz ve kendiniz için çok iyi bir tercih yaptınız. Çünkü size önümüzdeki 10 yıllık dış zamanı iç zamanınıza nasıl 5 yıl olarak yansıtacağınızı anlatacağım. Deyim yerindeyse kendi kişisel zaman makinemizi geliştirip kendi zamanımızın ritmini kendimiz belirleyeceğiz. Yaş alacağız ama yaşlanmayacağız.

Sirkadiyen İç Saatimiz

Gözlem ve merak bilimin temelidir. 18. yüzyılda gökbilimci Jean Jacques d'Ortous mimoza çiçeklerini gözlemledi. Çiçeklerin gündüz güneşe doğru yapraklarını açtıklarını, gece karanlıkta kapattıklarını fark etti. Mimozalar gece yapraklarını neden kapatıyorlardı acaba? Sonra başka bilim insanları hayvanların da ışıkla karanlığa farklı tepkiler verdiğini gözlemledi. Bu güne ve geceye olan adaptasyon haline "sirkadiyen ritim" dediler.

Sirkadiyen kelimesinin kökeni Latincedir. Latince *circa* etrafında demektir, *diem* de gün anlamına gelir. Günü yaşa, günü yakala anlamında kullanılan *Carpe diem* ifadesindeki *diem* gibi.

Yüzyıllardan bu yana bitkilerin, hayvanların, tüm canlıların güneşe ve dünyanın ritmine adaptasyonu gözlenmesine rağmen 2000'lere kadar iç biyolojik saat konusu detaylarıyla açıklığa çıkmadı. Önce 1970'lerde iç saat genleri bulundu. Bu genlere Periyod veya CLOCK genleri dendi. Adlarından da anlaşılıyor zaten... Tik tak tik tak...

2015 Nobeli: Sirkadiyen Ritm ve DNA tamiri

Zaman ve ritim ile ilgili diğer Nobel Ödülü ise bizim gurur kaynağımız. Kıymetli bilim adamımız Aziz Sancar'ın 47 yılını adadığı çalışmanın en sonunda aldığı bu Nobel aslında kendi içinde pek çok Nobel'i hak edecek çalışmaları içerir. Burada bizi ilgilendiren yine sirkadiyen ritimle ilgili olan buluşlarıdır.

Aziz Sancar DNA'yı onaran "fotoliyaz" isimli bir enzim üzerinde yıllardır çalışmaktadır. Bir gün Türkiye'ye tatile gelirken Türk Hava Yolları uçağındaki dergide *jetlag* ile ilgili bir makale görür. O makaleden yola çıkarak *jetlag* ile sirkadiyen saatlerin birbiriyle ilişkisi üzerine zihninde bir ışık yanar.

Sancar'ın yıllardır üzerinde çalıştığı fotoliyaz enzimi de ışıkla aktive olan bir enzimdir. Konuyu incelediğinde görme özürlü insanların veya kör farelerin de bu sirkadiyen saate uygun biyolojik fonksiyonlarının olduğunu fark eder. Aslında görme fonksiyonundan başka bir algaçla da ışıktan haberdar olduğumuz sonucuna varır. Bu bilgiyi önceki çalışmalarına eklediğinde CYT 1 ve CYT 2 isimli proteinleri keşfeder. Bu proteinler sayesinde tıpkı bitkilerin güneş ışığının farklı dalga boylarına reaksiyon vermeleri gibi bizim vücudumuzun da güneş ışığına reaksiyon verdiği ortaya çıkar. Bu iki protein reaksiyonlarda görev alır.

O uçak seyahatinden bir yıl sonra, 1997'de sirkadiyen saati yöneten bu proteinlerin vücutta iki yerde çok fazla olduğunu bulur. Bunlardan biri gözdeki retina öbürü ise beynin içinde Suprakiazmatik Nukleus-SCN denen yerdir. Bu keşfi üzerine yaptığı yayın etkili olmakla beraber yeterince dikkat çekmez. Ama Sancar çalışmaya devam eder.

Nobel aldığı çalışmaya kadar, sirkadiyen saat genlerinin ve bu proteinlerin DNA tamiri ile ilişkisi üzerine çalışır. DNA tamirinin de sirkadiyen olduğunu yani 24 saatte farklı düzeylerde DNA tamiri gerçekleştiğini bulur. Bu bilgi ile kanser tedavisindeki kemoterapiyi birleştirir ve "Eğer DNA'nın tamirinin daha zayıf olduğu saatlerde kanser tedavisi için kemoterapi yapılırsa, kemoterapinin daha etkin olacağı, daha çok kanser hücresinin öldürülebileceği" çıkarımını yaparak Nobel'i alır.

Böylece 2015-2017 yıllarında sirkadiyen ritim üzerine araştırmalar da bir sonuca bağlanmış oldu. Gün ve gece döngüsünün iç saatlerde nasıl bir kalibrasyon yaptığı anlaşıldı.

Burada kullandığım "kalibrasyon" tam doğru kelime oldu. Yani **vücut mekanizmasını dünya döngüsüne kalibre etmek!** Belki akort da diyebiliriz. **Hücresel ritmi dünya ritmine akort etmek!**

İşte bu kitabın amacı hücrelerimizin ritmini akort etmektir. Biz ve çevremiz ayrı ayrı telden çalarsak kakafoni olur. Müzik için de akort şarttır.

Bu sirkadiyen ritmin keşfi, sirkadiyen biyoloji, kronobiyoloji gibi yeni bilimlerin gelişmesine, Cronomedicine = Kronotıp ismi ile yeni bir tıp dalının doğmasına neden oldu demiştim. Bu tıp alanı tüm tıp bilgileriyle sirkadiyen biyoloji bilgilerini birleştiriyor. Sağlıklı olmak, uzun ömür ve fit olmak konusunda bildiğimiz her şeye sirkadiyen ritmi de ekliyoruz. Çünkü yemek yemek/aç kalmak, uyumak/uyanık olmak, hormonların artması/azalması, öğrenmek/bilgiyi hafızaya almak, onarım işlemleri, detoks işlemleri, sindirim, vücudu belli bir ısıda tutma, büyüme, yaşlanma, üreme, menopoz gibi aklımıza gelebilecek tüm işlemler bu sirkadiyen saate ayarlıdır.

Milyonlarca yıldır güneşin döngüsü ile çalışan bu sistemlerimizi bozduğu için ampulü bulan Edison'u suçlayamayız herhalde değil mi? Sonuçta geceleri uzun saatler uyanık kalmamızın, olmadık saatlerde yemek yememizin, biyolojik yaradılış saatimize uymayan davranışlar olduğunu kestirmek zor değildir. Suçlu sadece Edison olamaz! Suçu ona atıp bu işten sıyrılmak istiyorsanız kitabın devamını okumayın. Kitabınızı ondan faydalanacak birine hediye edin.

Ama hızlı ve anlaşılır bir biyokimya dersi ve oldukça makul bir kitap satış ücretinden başka bir bedeli olmayan bu okumanın sonucunda kendi zaman makinenizi yaratmak istiyorsanız doğru yerdesiniz! Okumaya devam edin. Yeni bilgi kovalayan ajanlar olarak haydi önce saatlerimizi ayarlayalım.

Yemek
yemek/aç kalmak,
uyumak/uyanık olmak,
hormonların artması/azalması,
öğrenmek/bilgiyi hafızaya almak, onarım
işlemleri, detoks işlemleri, sindirim,
vücudu belli bir ısıda tutma, büyüme,
yaşlanma, üreme, menopoz gibi
aklımıza gelebilecek tüm işlemler
bu sirkadiyen saate
ayarlıdır.

Bu kitabı nasıl KULLANACAKSINIZ?

Beslenme konusu neden hâlâ bir sonuca bağlanmıyor?

Sağlıklı beslenme konusu, hakkında her ay yeni bir kitap çıkacak kadar popüler bir konu ve her daim hem tüm dünyanın hem de Türkiye'nin gündeminde. Hastalıkların sebebinin yanlış beslenmeye dayandığına dair sayısız çalışma yapılmış durumda ve bu çalışmalara her gün bir yenisi ekleniyor. Her gün hastalıklar ve beslenme ilişkisini anlatan yeni bir yayın çıkıyor.

Sağlıklı beslenme üzerine konferanslar, belgeseller, filmler yapılmakta.

Yurt dışında pek çok tıp kliniği ve derneğine üyeyim. Bu derneklerin düzenlediği konferanslarda önleyici tıp konusunun her dalı ile ilgili en son bilgilere sahip olmayı çok önemserim. Kongrelere de bu sebeple çok sık katılırım. Ancak gördüğüm o ki en son teknolojik ilerlemelere, yeni buluşlara, enteresan konularda yapılan onca bilimsel yayına rağmen yurt dışında da beslenme konusu, araştırma konuları arasında halen liste başı olma özelliğini koruyor. Görünen o ki oralarda da istenen cevap hâlâ tam bulunamamış.

AMA BENİM BU DURUMA FARKLI BİR YAKLAŞIMIM VAR!

Bana göre bilgilerin farklı görünmesi veya tutarsızlık göstermesi olaya bakılan seviyeyle ilgili.

- Eğer beslenmeye **KİLO** ve **OBEZİTE** temelinden bakarsanız başka bir düzlemdeki bilgileri topluyorsunuz.

➤ Beslenmeye **KALP, KARACİĞER, BEYİN, BAĞIRSAK** gibi organlara ait hastalıkları azaltma amaçlı bakıyorsanız ilginizi bu düzlemdeki yayınlar ve sunumlar çekiyor.

➤ Ancak beslenmeye benim gibi tamamen **HÜCRE** düzeyinden, hatta hücre içi atom altı düzeyden bakarsanız bambaşka bir beslenme yaklaşımı ile karşılaşıyorsunuz.

Yani aslında neyi arıyorsak onun cevabını buluyoruz. Tıpkı hayatta da olduğu gibi! Benim amacım hepsi kendi içinde tutarlı ve çoğunlukla doğru olan bu medikal yaklaşımları tasniflemek ve birbirleriyle ilişkilerini kurmak.

Aslında hekimler olarak bizler cevapları buluyoruz ama sizler hâlâ yolun başındasınız.

Size sağlıklı yemelisiniz deyip duruyoruz.

"Ne yiyorsan osun" sözü kafanıza çakıldı.

Her gün daha fazla sayıda kişi nasıl sağlıklı besleneceğini öğrenmek üzere kitaplara, internete, uzmanlara danışıyor.

Gelgelelim bana sorarsınız neyi, ne kadar, neden, nasıl, ne zaman yiyeceğimiz konusunda kafalar hâlâ karışık.

İşte bu kitabın amacı bu soruların ışığında kafa karışıklığını gidermek. Sağdan soldan topladığınız dağınık bilgileri anlaşılır bir algoritmaya oturtmak. Bu benim beslenme üzerine yazdığım 4. kitabım. Amacım bu kitap ile birlikte mevcut bilgileri tasnif ederken eksik olan sirkadiyen ritmi de eklemek. Neden-sonuç ilişkisinde eksik kalan bu parçayı tamamlayarak beslenme ve yaşam ilişkisinde bir anlamda son noktayı koymak.

*** Şimdi bu kitapta cevaplarını bulacağınız konulara şöyle bir göz atalım:**

- Yeme zamanının ne kadar yediğinden daha önemli olduğundan haberin var mı?
- Ne zaman yiyeceğini biliyor musun?
- Ne zaman yemeyeceğini biliyor musun?

- Biyolojik ritminden haberin var mı?
- Aralıklı açlık nedir?
- Peki, tam olarak neden yediğini biliyor musun?
- Yediğin lokmanın sana enerji verip vermediğini biliyor musun?
- Ne kadar yemen lazım, nasıl bileceksin?
- Sadece çok yersen mi kilo alırsın?
- Uykun ve kilon arasındaki ilişkiden haberin var mı?
- Hastalıklar ile beslenmenin alakası nasıl kurulur?
- Uzun ömür ve beslenmenin alakası nasıl kurulur?
- Hücresel 'döngü'lerin düzenli mi?
- Zaman senin için hızlı mı akıyor, yavaş mı?
- İnternet kotan sınırsız olabilir ama ömür kotan ne kadar?

Tüm bu sorulara cevap verirken konunun biyolojik saatimizle bağlantısını öğrenmiş olacaksınız. Yani size bu kitapta SİRKADİYEN BESLENME'yi anlatacağım.

Çok fazla bilginin olduğu beslenme konusunda doğru bilgiyi eksik bilgiden ayırabilmeniz, bundan sonra okuduklarınızı bir hekim kadar kolay kavrayabilmeniz için kitabın 5N 1Y bölümünde ise beslenme biyokimyasını baştan ele alıp;

Neden yeriz?
Ne kadar yemeliyiz?
Ne zaman yemeliyiz?
Nasıl yemeliyiz?
Ne yemeliyiz?

sorularına biyokimyasal cevaplar vererek kafanızın içindeki, birbirine dolanmış şarj kablolarını andıran dağınık bilgileri düzenli bir hale getireceğim. Bolca soru cevaplayacak bu kitaptaki en önemli soruyu sorarak başlıyorum:

SİRKADİYEN SAATİN KAÇ?

Bu bölüme not alabilirsiniz.

Sirkadiyen saatimiz

Sirkadiyen Saatin KAÇ?

Ömür Akan bir su gibidir, durmadan yenilenir,
beden sabit görünse de her an değişir.

– Mevlânâ –

Biyoritmimiz bir döngü halindedir. Sabit değildir. Başlar-biter-tekrar başlar-tekrar biter. Dünya üzerindeki diğer canlıların da günlük, yıllık döngüleri, bu döngülerle uyumlu biyolojik iç saatleri vardır.

Döngü ve akış ifadelerini yaşamın özü olarak görüyorum. Zaman bir akış hali; zamanı oluşturan sabah-öğle-akşam, gece-gündüz, yaz-kış, yıllar ise hep döngüdür.

Bu döngüyü oluşturan temeldeki olay ise güneşin varlığıdır. Dünyanın saatini kuran da güneştir. Gün, güneş ışığı var demektir. Gece, güneş ışığı yok demektir. Dışarıda bulut olması ya da evden hiç çıkmamamız fark etmez, iç biyolojik saatlerimiz gün ve geceyi ışığın dalga boyundan bilir. Vücudumuzdaki tüm hücrelerde biyolojik saat reseptörleri vardır. Gün ve gece farkını ışığın dalga boyundan algılar.

Daha ayrıntılı bir tanımlamayla, biyolojik saatimizin dışarıdaki güneş ışığı ile ayarlanmasına sirkadiyen ritim diyoruz. Sirkadiyen tam olarak *gün içinde değişen* demektir. Gün içinde tüm biyolojik olaylar bir döngü takip ederek değişir.

Sirkadiyen döngüye her şey dahildir.

- Hormonlar sirkadiyen salgılanır.
- Enzimler sirkadiyen aktif olur veya pasifleşir.
- Metabolik olaylar gün içinde farklı hızlarda olur.
- Vücut ısısı sirkadiyendir.
- Yediğini sindirmek sirkadiyendir.
- Yakabilmek sirkadiyendir.
- Eskiyen hücrelerin temizlenmesi sirkadiyendir.
- DNA tamirinin iyi veya kötü yapılabilmesi sirkadiyendir.
- Aslında her hücrenin her türlü işlemi sirkadiyendir.
- Üretim işlemleri başka zamanda yapılır, tamirler başka zamanda yapılır. İkisi aynı anda olmaz.

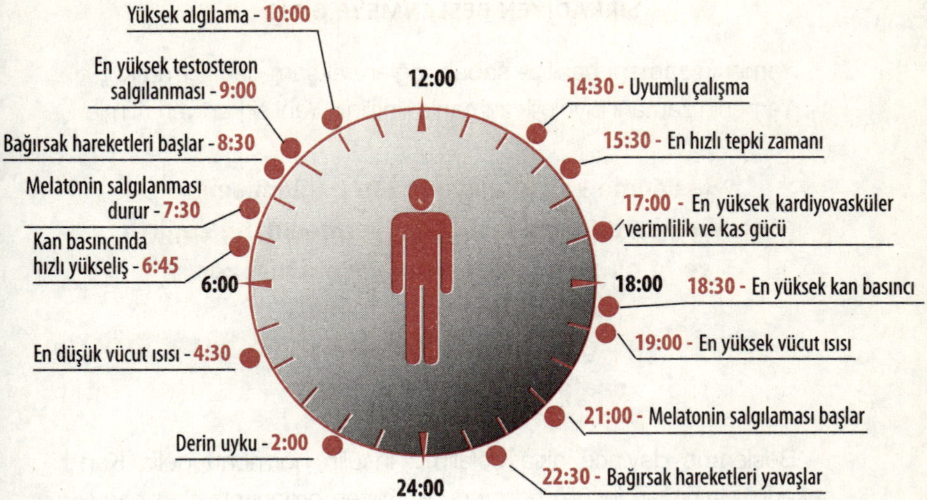

Yeme, içme, duygu durumu, modun, hormonların, ne kadar idrar yaptığın, hatta fiziksel gücün bile bu ritimlere ayarlıdır. Olimpiyatlarda kırılan rekorların bu ritme paralel zamanlara denk gelmesi şaşırtıcı olmamalı. İnsanın fiziksel sirkadiyen ritminin doruk yaptığı erken öğleden sonra saatlerinde kırılan olimpik rekorların sayısı daha fazladır.

Kitabımızın amacı beslenmenin sirkadiyen olması gerektiğini anlatmaktır. O halde gelelim sağlıklı beslenmede ilk sorulması gereken soru:

Ne kadar yiyeceğimizden daha önemli olan

"NE ZAMAN YİYECEĞİZ?"

sorusudur.

Cevabı:

Sirkadiyen ritme göre yiyeceğiz!

Yemenin zamanı basitçe sabah, öğlen, akşam değildir artık. Yemenin zamanı biyolojik zamanla ilintilidir. Yani sirkadiyen ritimle.

Beslenme ve sirkadiyen ritim bağlantısının önemini kavradığınızda, ne kilo vermenin, ne sağlıklı ve fit olmanın ne de uzun yaşamanın zor olmadığını göreceksiniz. ÇÖZÜM yemek yerken saate bakmak kadar kolay!

Beslenme deyince akla belalımız insülin hormonu gelir. Kan şekerini ayarlayan insülin hormonunu üreten organımız olan pankreasın çalışması, tüm diğer hormon salgısı yapan organlar gibi sirkadiyendir. Yani günün bazı saatlerinde daha çok, bazı saatlerinde daha az çalışır. Mesela günün erken saatlerinde, pankreasın üzerindeki sirkadiyen reseptörler sabah olduğunu bilir ve kan şekeri ayarlamalarını daha iyi yaparlar. Yani pankreas sabah şeker-insülin dengesinde daha başarılı ayarlama yapar.

Ancak gün ilerledikçe, pankreasın biyolojik saati değişir. Akşama doğru kan şekeri düzenleme konusundaki becerikliliği azalır. Pankreasın çalışmasıyla paralel insülin de diğer hormonlar gibi sirkadiyen ritmi takip ederek salınır.

Sadece pankreasın çalışması ve insülin salınımıyla bile vardığımız sonuç bellidir; *sabah kan şekerini enerjiye çevirmeye yönelik güçlü bir ayarlama becerisi varken öğlen bu ayarlama yeteneği orta dereceye, akşam ise iyice düşük seviyelere iner.*

Günün ve gecenin farkını algılayan sirkadiyen reseptörlerin etkisiyle, akşam olunca, kan şekerini hücre içine sokarak enerjiye dönüştürmek yerine, yağ olarak depolamaya yönelik bir sistem çalışır. Yağ depolamaya artan eğilim yüzünden az miktarda yenilse bile akşam saatindeki yemek özellikle de iç organ yağlanması olarak kiloya dönmeye daha yatkındır.

Günlük hayatta da akşam yedikçe kilo aldığımızı gözlemleriz. Bu durumun arkasındaki bilim, sirkadiyen ritim tıbbıdır. Gece ve gündüz farklı sirkadiyen metabolizmamız vardır.

Sirkadiyen tıp konusunda pek çok laboratuvar çalışması yapılmıştır. Mesela tüm gün ışık altında bekletilen, geceyi yaşamalarına izin verilmeyen fareler sirkadiyen ritimlerini kaybederler. Böyle olduğunda da hızlıca kilo alırlar.

Veya kanlarına sürekli olarak, tüm gün boyunca aynı hızda glikoz verilen fareler, akşam saatlerinde kan şekerini daha zor dengelerler ve tip 2 diyabete doğru ilerleyen bir duruma geçerler.

Özetle gündüz insülin glikozu enerji için daha başarılı bir şekilde hücreye sokarken gece daha çok yağa çevirir.

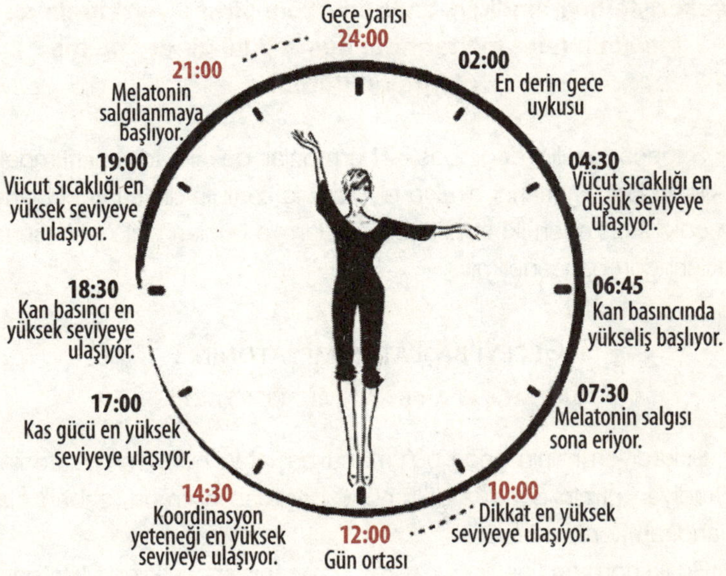
Gece yarısı
24:00
02:00
En derin gece uykusu
04:30
Vücut sıcaklığı en düşük seviyeye ulaşıyor.
06:45
Kan basıncında yükseliş başlıyor.
07:30
Melatonin salgısı sona eriyor.
10:00
Dikkat en yüksek seviyeye ulaşıyor.
12:00
Gün ortası
14:30
Koordinasyon yeteneği en yüksek seviyeye ulaşıyor.
17:00
Kas gücü en yüksek seviyeye ulaşıyor.
18:30
Kan basıncı en yüksek seviyeye ulaşıyor.
19:00
Vücut sıcaklığı en yüksek seviyeye ulaşıyor.
21:00
Melatonin salgılanmaya başlıyor.

Aslında büyük resme bakarsak iki farklı metabolik işlemin gün döngüsüyle oluştuğunu görürüz.

Katabolik zaman: gündüz olan olaylar yani enerji üretme, hareket etme, yakma zamanı.

Anabolik zaman: yani gece olan olaylar, enerjiyi tutma, depolama, büyüme, tamir etme zamanı.

Anabolizma ve katabolizma döngüler halinde devam eder. Bu döngünün gerekçesi gene bir *survival* yani hayatta kalma mekanizmadır. Amaç enerjiyi iktisatlı kullanmaktır. Gece yiyeceği bulmanın zor olduğu karanlık saatlerde anabolizma yani büyüme, yapım, onarım, depolama aşamasına geçilmesi böylece ertesi güne hazırlanılması gerekir.

Bitkiler bile böyle yapar. Gündüz güneş ışıklarını kullanarak fotosentez ile topladıkları enerjiyi gece karanlıkta meyvelerinde, köklerinde depolarlar.

Şimdiye dek insülinin günlük miktarının sadece kan şekeriyle belirlendiğini zannederken, sirkadiyen ritmin de insülinin hem miktarında, hem etkinliğinde önemli olduğunu gördük.

Sadece insülin değil başka hormonlar da sirkadiyen ritimden etkilenir. Biz diğerlerini bırakıp biyolojik iç saat ile dış saati birbirine en çok akort eden iki temel hormondan ve bunların kilo konusuna etkilerinden bahsedelim.

Geceyi başlatan melatonin...
Sabah çalar saatimiz kortizol...

Sirkadiyen ritmin gece bölümünü başlatan hormon melatonin, sirkadiyen ritmin gündüz bölümünü başlatan hormon, sabah bizi uyandıran kortizoldür.

Bu iki hormon, insülin ve şekerin davranışlarını etkiler. Melatonin salgılanması, pankreasa enerjiye, dolayısıyla insüline gerek olmayacak dinleme zamanı yani gece olduğu bilgisini iletir. Bunu nasıl yapar? Pankreasta melatonin reseptörleri vardır.

Sabaha karşı ise gün ışığının artması ile melatonin düşer ve melatoninin zıddı olan kortizol hormonu yükselir.

Kortizol hormonu "savaş veya kaç" hormonudur. Yani hafif bir stres hormonu yükselmesi ile uyanırız. Yine milyon yıllık hayatta kalma mekanizmalarımız sabahki koşuşturmaya bizi hazırlamak ister. Güne enerji lazımdır. Kortizol salındığında kan şekeri de artar.

Melatonin ve kortizol birbirlerine ters çalışırlar. Biri yüksekken öbürü düşüktür.

Tip 2 diyabetlilerde melatoninin düşük kortizolün yüksek olması bu durumda şaşırtıcı değildir.

Obezitede yine kortizol yüksekliği olur.

Psikolojik strese bağlı kortizolün yükselmesi de hastalıkların oluşumunu kolaylaştırır. Streste kan şekeri yükselir, insülin duyarsızlaşır, yağ depolama artar. Elbette gerçekte stres, bir aslandan, bir yırtıcıdan kaçma gerekçesi ile olan, eski genlerimize yazılı bir kodumuzdur. Oysa şimdiki yaşantımızdaki kronik stres de kortizolün salınımına sebep olur.

Ortada kortizol varsa kan şekeri ayarlaması bozulmaya başlar. Kortizolün olduğu yerde melatonin azalır. Gece uykusuz kalmak bu şekilde kronik stres yaratır. Kortizolün saati gündüz, melatoninin gece olmalıdır. Bunların bozulduğu her durum kilo alma eğilimini artırır. Melatonin için ideal olan, kan şekerinin düşük olduğu, yani açlık hali ve karanlık ortamdır. Böylece kortizolü alt edebilir. Salınmaya başlandığı saat akşam 9 civarıdır, 11'e doğru pik yapar, gece boyu sürer. Melatoninin sağlıklı olarak devreye girmesi için salınmasından önce kan şekeri-insülin işlerinin bitmesi gerekir. Bunun için de yemek faslının akşam 9'dan 3-4 saat önce sonlandırılması gerekir.

Uzun açlıklar ve özellikle gece açlığının sağlığa olumlu etkilerinin bir kısmını bu iki hormonun çalışmasıyla anlamaya yaklaştık. Melatonin ve kortizol temel sirkadiyen iç saat kurucular ise bu hormonların ideal salınım zamanlarını bozmamak gerekir.

Melatonin hormonu dışında gece salınan başka hormonlar da sirkadiyendir. Büyüme hormonu bunların başında gelir. Büyüme hormonu gece uykuda salınır. Anabolizan bir hormondur. Kasların korunmasında gereklidir. Gece açlığı ile vücut yağları yakılırken aynı zamanda salınan büyüme hormonu ile kasların güçlenmesi de sağlanır.

Beslenme ve kilo konusunda en temel hormon olan leptinin de

sirkadiyen saate göre çalıştığını hatırlatıp leptine ayrı bir başlık ayıralım. O olmadan doyamayız!

LEPTİN REZİSTANSI VE SİRKADİYEN RİTİM

Leptin tokluk hormonudur. Yemek sonrası salınır. Leptin yağ dokusundan salınır. Hipotalamusa gider. Beyne tok olduğumuz bilgisini verir. Leptin varsa ve hücreler üzerinde etkili ise tok hissederiz.

Leptinin karşı kutbu grelindir. Mide boşsa grelin mideyi guruldatır, "Açım" der. Midenin dolmasıyla mide duvarı gerilince grelin susar.

Biz leptinimizin baskın olmasını isteriz. Leptin varsa ve etkili ise vücut fazla yemek istemez.

Peki, leptin yağ dokusundan salınır ve tokluk verir dedik ama niye şişmanlar o kadar yağ dokuları ve o kadar leptinleri olduğu halde tok hissetmekte zorlanırlar? Cevap aynı insülin rezistansında olduğu gibi "leptin rezistansı" kavramında gizlidir. Yani hücreler mevcut leptin miktarına rağmen bunu tokluk sinyali olarak algılayacak kadar hassas değillerdir. Leptin de insülin gibi reseptörleri ile hücreye etki eder. Hücrelerde leptin reseptörlerine, leptine karşı kayıtsızlık olabilir. Burada aynı insülin rezistansındaki gibi leptine de tepki azalmış durumdadır.

Kilolu kişilerdeki leptin yüksekliği sorun çıkarırken, leptinin çok az olduğu bazı durumlarda da sorun çıkar. Tamamen yağsız yiyenlerde, hiç vücut yağı olmayanlarda, çok hızlı zayıflayanlarda veya aşırı spor yapanlarda, özellikle kadınlarda vücuttaki leptin eksikliği regl düzeninin kaybına hatta kısırlığa kadar giden hormonal bozukluklara sebep olur.

Şimdi de leptinin sirkadiyen salınımına geçelim:

- Leptin en rahat gece 2 ve 4 arası salınır. Bu saatler tam da uykuda büyüme hormonunun salındığı, yeterince açlık olduğu için insülinin ortalıklarda bulunmadığı saatlerdir.
- Akşam açlığı ile sirkadiyen ritme uygun uyku saati olan 23.00

gibi yatarsak uykuda yağ yakımı başlar. Bu yağ yakımı, istenmeyen organ etrafı yağlar başta olmak üzere depo yağların yakımıdır.

- Tıpkı yağlı yiyecek yemişiz ve doymuşuz gibi mitokondrilerde yakılan yağlar leptini yükseltir. Bunun yapılabildiği her gece leptin duyarsızlığı azalacaktır. Aynı şekilde insülin duyarsızlığı da azalır. Böylece sabah kahvaltıya uyandığımızda geceden yağ yakma modundaki bir bünye ile uyanırız.

Gece melatonin varlığı ile başlayan sirkadiyen döngümüzde sadece kilo-insülin meselesi değil çok daha mühim biyolojik olaylar olur. Sirkadiyen ritmin gece kısmı yenilenmenin, rejenere olmanın, tamirin, detoksun asıl yapıldığı zamandır. Tüm eskimiş hücreler gece tespit edilip temizlenir. Her sabah taze ve sağlam hücrelerle uyanırız.

Gece temizliği metabolizmanın en mühim işidir. Öyle ya, 100 yıl yol gidecek arabanın günlük bakımı yapılmasın mı? Üstelik hücreler bunu yüce gönüllülükle yaparlar! İşini kötü yapan, eskiyen hücre kendini yok eder. Buna apoptoz diyoruz.

GÖNÜLLÜ İNTİHAR TİMİ!

Hasarlı hücrenin planlı intiharına apoptoz diyoruz.

Sağlıklı vücutta apoptoz en iyi gece karanlıkta, melatonin zamanında ve açlıkla yapılıyor. Apoptoz gün boyunca eskiyen, hasarlanan hücrelerin gece onarım saatinde tespit edilip yok edilmesidir. Planlı yapılır. Bu normalde her gün olur. Her gün milyonlarca hücre apoptoza uğrar. Bu sayının normal değerde kalması önemlidir.

Hasarlı hücre sayısı çoksa apoptoz artabilir veya apoptoza uğraması gerekirken yakalanamayan hasarlı hücreler olabilir. Apoptozun isabetli ve dozunda olması önemlidir.

Gece uykusuna tıka basa dolu değil aç karınla yatılırsa apoptoz çok daha isabetli yapılır. Aradan kaçan eskimiş bir hücre kalmaz. Temizlik tam olur.

Evet, ilk etapta apoptozun iyi bir şey olduğunu düşünebiliriz. Yani kötü hücre devreden çıksın isteriz. Ancak erken yani normalde hücre ömründen daha erken hasara uğrayan hücre sayısı arttıkça bu, bazı organlar için sorun olabilir. Mesela beyin ve sinir sistemi hücreleri apoptoz ile imha edildiğinde yerine yenisi gelmeyecektir. Zamanla azalan sayıda hücre ile beyin aynı işi yapmaya çalışacaktır. Yaşlılıkla beraber sayıları iyice azalan hücreler beyinde atrofi dediğimiz küçülmeye sebep olacaktır. Beyinde atrofi hemen hemen her yaşlı beyinde olan bir durumdur. Özellikle demans, Alzheimer, Parkinson gibi durumlarda daha ilerlemiş haliyle gözlenen bir dejenerasyondur. (Einstein'ın beyni yıllar sonra patologlar tarafından incelendiğinde ileri yaşına rağmen atrofiye dair bulgu görülmemesi halen bilim adamlarını şaşırtır. Zekâ ile atrofi ters orantılıdır.)

Yaşlılıkla kaslardaki atrofiyi de bu şekilde örnekleyebiliriz. Ona da sarkopeni denir. Yaşlılık zaten azalan hücre sayısıyla ilerler. Mesele hücrelerin zamanından önce hastalanmaması ve apoptozla kaybedilmemesidir.

Hücre neden zamanından önce hasarlanır sorusuna ilk cevap hücrenin serbest radikal hasarına uğramasıdır. **Bu serbest radikallerin vücut içindeki ilk kaynağı, enerji üretimimizden sorumlu, enerji santrallerimiz mitokondrilerdir.**

Mitokondri içindeki çalışma da sirkadiyen ritme bağlıdır. Mitokondrilerin hangi saatte ne yersek daha çok serbest radikale sebep olduklarını mekanizmasıyla öğrendiğimizde hücrenin kısalan ömrüyle kısalan ömrümüz meselesini birbirine bağlamış olacağız. Bu öyle girift, öyle birbiriyle bağlantılı bir konudur ki, yemek yemeye hâlâ kilo meselesi olarak bakmanın bu çağ için artık çok sığ kaçtığını söylemeden geçemeyeceğim.

Şimdilik bilinmesi gereken kısmı kısaca özetleyeyim: "Kilo almıyorsam gece de yiyebilirim" cümlesini kuruyorsak, hücrelerin zamanından önce intiharına ve ideal sayıdaki hücrenin zamanla azalmasına sebep oluruz.

Diyelim ki bir karaciğer hücresinin ömrü ideal şartlarda 3 ay olsun, eğer normalden fazla iş yüküne sebep olursak yani toksinler, stres, gereksiz ilaç kullanımı, alkol vs bunlarla karaciğere yüklenirsek, bu durum hücre başına düşen detoksifikasyon yükünü artıracaktır. Bu dışardan gelen toksik etkenler sebebiyle mikro düzeyde temizlenecek çok fazla serbest radikal olacaktır. Üstüne akşamları da tıka basa yediğimizi düşünelim. Bu durumda karaciğer hücrelerindeki iç serbest radikal yükünü ekstra artırmış oluruz. Bunun sonucunda da normalde olması gerekenden daha fazla sayıda hücre hasarlanıp apoptoz olacak, hücrelerin ve sonunda karaciğerin toplamdaki ömrü kısalacaktır. Karaciğer kadar güçlü, % 80'i hasarlansa bile % 20'siyle iş görebilecek bir organımızın bile bir ömrü vardır. Bu şekilde sürekli eski hücreyi apoptozla yok etmek ve eskinin yerine yenilerini koymak adına yapılan, gereğinden fazla *hızlandırılmış döngüler* hiçbir organ için istenmez. Çünkü hücreyi ve o organı kısa süre kullanmış oluruz. Hücre döngüleri de sirkadiyen döngüler gibi ideal hızda olmalıdır.

Gelgelelim bazen de tam olarak apoptoz sinyali olmaz. Şöyle anlatayım; eğer hücrede ani ve yüklü hasarlanma varsa, yani aşırı ve hızlı oluşan serbest radikal hasarı varsa (bu bir travmadan olabilir, kan akımının kesilmesiyle oksijen eksikliğinden olabilir, toksinlerden, enfeksiyonlardan olabilir) bu aşırı yüklenme apoptoz gibi plan yapılarak oluşturulacak imha yerine plansız haraplanmaya yani nekroza sebep olur. Nekroz planlı değildir. Nekrozun artıklarını temizlemek ise apoptoz artıklarını temizlemekten çok daha zordur. Demek ki hastalık ya da travma geçirdiğimizde vücutta apoptozdan fazlası oluyor. Ani ve aşırı serbest radikal hasarıyla dokuda nekroz oluyor ve hücre kaybı çok hızlı gelişiyor, temizlenecek çok çöp bırakıyor. Bu temizlik ve iyileşme çok şeye mal olur. Mesela, kalp krizinden sonra 3 haftadan önce iyileşememek nekroz olmuş kalp kası hücrelerinin temizlenmesini, yeni hücre oluşmasını beklemek içindir.

Şimdi bu ikisinin arasında bir de ne tam nekroz ne de gerçek apoptoz olan nekropitoz denen orta bir durum vardır. İşte bu ortadaki durum daha çok kronik hastalıklarda görülür. Sürekli ve sinsi olarak devam eder. Bu durum söz konusu bölgenin etrafında inflamasyon oluşturur. Çünkü vücut bunu temizlemek ister ancak sinyal tam bir apoptoz olarak gelmez. Sözkonusu hücrelerde uzamış bir beceriksizlik durumu, verilen sinyali alamama hali gelişmiştir. Kronik inflamatuar hastalıklarda olan çoğunlukla budur. Çeşitli iç ve dış etkenlerden (beslenme dahil) biraz da genetik yatkınlıktan olabilir. Bu nekroz ve apoptoz arasındaki durum yeterince uzun süre devam ederse, o hücrelerde başkalaşmaya yani diferansiasyona sebep olabilir. Bunun bir adım sonrası proliferasyon yani çoğalmadır. Vücuttaki kistik durumlar, polipler, iyi huylu büyüme diye tamir edilen durumlarda olan şey de iyi huylu proliferasyondur. Kötü huylu büyüme aşamasına gelindiğinde ise artık ona kanser hücresi dediğimizi biliyorsunuz!

Bu bölümdeki amacım apoptozun iyi bir şey olduğunu belirtmek, ancak olması gerekenden hızlı ve fazla sayıda apoptoz olmaması için vücudun kendi *check up*'ını yapacağı, akşam ve uyku saatlerinde onu rahat bırakmak gerektiğini vurgulamaktı. Özellikle ucuz yakıt olan unlu ve şekerli gıdaları geceye koymak, bu kendi kendine yapılacak *check up* sistemini bozar, sistemin hatalar yapmasına ve apoptoz yerine nekropitoza kaymasına sebep olur. Arkasından da kronik hastalıklar gelebilir.

İnsanlar geç saatlerde yiyerek, geç yatarak sirkadiyen döngülerini engellediklerinde ne kadar hızlı yaşlandıklarının farkında değildirler. Bu şekilde yaşanan gecelerde apoptoz sistemi kullanılamayacağı için eski hücrelerden kurtulmak engellenmiş olur, hastalıklara ve yaşlanmaya ayak direyemeyiz. Geceden ve uykudan faydalanamamış oluruz. Her gece aktive olabilecek uzun yaşam genlerini aktive etmemiş oluruz.

Açlık ve uykuda, hücresel temizlik işlemi apoptozun yanı sıra hücresel geri dönüşüm ve yedek parça sistemi de çalışır. Yani otofaji ve mitofaji.

Geri dönüşüm sistemi

Gece açlıkta, apoptoz yani eğer hasarlıysa hücrenin tamamının toplu intiharı dışında, eski hücrelerin sağlam hücrelerce yedek parça olarak kullanıldığı bir sistem de aktiftir. 2016 Nobel'i de bunun önemini ispatlar.

2016 Nobeli ve OTOFAJİ- Kendi kendini yiyen hücreler

Çok değil sadece iki buçuk yıl önce Japon bilim insanı Yoshinori Ohsumi'ye verilen bu Nobel Ödülü'nün konusu eskimiş hücrelerin yedek parça gibi kullanıldığına dair mekanizmalardı.

Otofaji Yunanca auto (oto) ve phagein (faj) kelimelerinden türemiştir. Basitçe kendi kendini yemek anlamına gelir.

1960'lardan beri incelenen bir mekanizmadır bu. Ama 2016'da Nobel'i alan bu çalışma otofaji konusunda eski bilgide *paradigma değişikliğine* sebep oldu. Otofajinin sadece eski parçaları yemek anlamında değil, sayısız mekanizmada sağlık için faydalı olduğu gösterildi.

Öncelikle otofaji açlıkta enerji ve yedek parça temini için devreye girer. Çalışmalarda, açlıktaki en büyük menfaatin otofajiye eski hücrelerden yedek parça yapmak olduğu görüldü. Otofaji mekanizması da bir hayatta kalma mekanizmasıdır. En basit haliyle açlık durumunda mühim işler için gereken enerjiyi en kötü hücreleri yakıta çevirerek sağlamaktır.

Mühim organ hücrelerine gerekli olan yapısal malzemeler, yarı hasarlanmış ve eskimiş hücrelerden sağlanır. Yani kötü hücreden yedek parça yapılır! Ne müthiş bir sistem değil mi?

Yapılan çalışmalar sayesinde otofaji mekanizmasının, neyin geri kullanıma alınacağı ve neyin yok edileceğine karar verdiği görüldü.

Bebeğin bir embriyo halinden bir bebeğe dönüşmesi de aslında aynı mekanizmanın ürünü. Hangi hücreleri gitsin, hangi hücreleri büyüsün ona karar veriyor.

Otofajinin yeterince yapılamadığı durumlarda ise nörolojik hastalıklardan kansere kadar çok sayıda hastalıkla alakası görüldü.

Enfeksiyonla savaşan sistemlerin otofajiden yardım aldığı tespit edildi.

Otofaji, enfeksiyon durumunda işgalci bakteri ve virüsleri yok edebiliyor.

Otofaji yaşlanan hücrelerin daha faydalı işler için yenilenmesine yardım ederek yaşlanmanın hızını kontrol ediyor.

Bozulmuş otofaji, tip 2 diyabet gibi yaygın bir hastalıktan başlayarak yaşlanmanın kendisi ile gelen tüm hastalıklarda ve kanserde söz sahibidir.

Otofajide başarısızlık ve kanser konusunda pek çok çalışma vardır.

Otofajiyi düzenlemeyi hedefleyen çok yoğun ilaç araştırmaları yapılmaktadır. Bu bile otofajinin önemini anlamak konusunda size fikir verebilir. Büyük ilaç şirketleri ilgisini nereye çevirdiyse orası önemli bir konuyu gösterir. Ama üzülmeyin, bu kitabı okuduğunuza göre ilaç şirketlerinin o ilaçları bulmasını beklemeden kendi otofaji mekanizmanız üzerinde söz sahibi olmanın yöntemlerini öğreneceksiniz.

Otofaji bütün bir hücrenin yedek parça olarak kullanılması, mitofaji ise hasarlı mitokondrinin diğer mitokondrilerce yedek parça olarak kullanılmasıdır. Her ikisi de akşam açlığında olur.

Yani biz yemiyorken onlar birbirlerini yerler!

Mitofaji, otofaji ve apoptoz sayesinde gece açlığında çok fazla yarar vardır. ŞİMDİ GECE AÇLIĞININ SAĞLADIĞI YARARLARA BİRAZ BAKALIM.

Gece açlığı beynin korunmasını sağlar ve yenilenmesini artırır. Beyin serbest radikal hasarına en duyarlı organdır. Enerjinin büyük kısmını kullanan beynimiz açlıkta enerji üretimi için dışardan gelecek kötü yiyecekler yerine vücudun depo kaynaklarını kullanacağından nispeten daha temiz enerji ile çalışır. Temiz yakıt varsa mitokondrilerinde enerji üretiminden daha az serbest radikal çıkar.

Serbest radikallerin saldırmak için en sevdiği yer beynin bol yağlı hücre zarlarıdır. Gündüz yediğimiz kötü besinleri kullanan yani kötü beslenen mitokondriler fazla serbest radikal çıkarır. Gece açlıkta bu kötü mitokondriler mitofaji ile yenerek enerji için kullanılır. Sabaha iyi çalışan sağlam mitokondrilerle uyanırız.

Gece açlığı, uzun yıllar sağlıklı bir beyin için gereklidir. Son yıllardaki yeni bir bilgi de, bir beyin kimyasalı olan BDNF'nin açlıkta arttığı ve bu kimyasalın beyinde gece açken mitokondri sayısını artırdığıdır. Sağlıklı taze mitokondri miktarımız beynin tüm kapasiteleriyle orantılıdır. Sürekli yiyen farelere göre gece aç kalan farelerin zekâ ve öğrenme hızlarının diğerlerine göre çok daha yüksek olduğu fark edilmiştir. Gece açlığı beynin kapasitesini de artırıyor gibi görünüyor. Egzersiz yapanlarda tespit edilen, egzersizin beyinde mitokondri sayısını artırmasına benzer fayda gece açlığıyla da sağlanmıştır. Yani akşamdan sabaha uzun aralıklarla aç bırakıldığında farelerde olduğu gibi biz de beynimizin egzersizden göreceği faydaları kısa yoldan görebiliriz.

Bağışıklık sistemi gece açlığında düzenlenir. T hücreleri denen bağışıklık hücreleri yeniden programlanır. Otoimmün reaksiyonlar açlıkta gece azalır. Öyle görülüyor ki açlıkta eski T hücreleri yerine yeni T hücreleri gelir. Lenfositler, lökositler gibi bağışıklık hücreleri yenilenir. Bazı açlık çalışmaları istenmeyen otoimmün saldırı değerlerinin kanda azaldığını göstermiştir.

Çalışmalar inme sonrası iyileşmenin gece açlığı ile hızlandığını da göstermiştir.

Kanserde tümör hücrelerinin kemoterapi ilaçlarına dayanıklılığı gece açlığı ile azalır. Bu yüzden bazı kemoterapi uygulamalarından önce kanser hastalarına 1-2 günlük açlık önerilir. Ama sağlam hücreler bu ilaçlardan kendilerini daha kolay korurlar.

Açlığın farelerde cilt kanseri ve meme kanserinin ilerlemesini yavaşlattığı da gösterilmiştir.

Açlık ve gece açlığında karaciğerdeki insülinin hücrelerdeki etkisi artar. İnsülin rezistansı azalır, kan şekeri düşer, yeterince açlıkla karaciğerdeki depo şeker olan glikojen de harcanır, sonra sıra yağ yakmaya gelir. Uyurken özellikle iç organlar etrafındaki yağlar enerjiye çevrilir, bel-kalça oranı azalmış bir şekilde uyanırız.

Açlıkta kan yağları yani trigliseritler enerji için kullanılır. Kan yağları azalır. Kalp, kan yağlarını enerji için kullanmaktan memnundur. Gece açlığı ile kolesterolün düşmesi ve trigliserit azalması da sağlar. Tansiyonun bile gece açlığı ile azaldığı hayvan deneylerinde gösterilmiştir.

Gece açlığında istenmeyen yağlar yakılırken, yağ yakmanın en istenen bonusu olan cilt nemlendirmesinden de faydalanırız. Yağ yakmak vücudu nemlendirir. Beta oksidasyon denen açlıktaki yağ yakımı son ürün olarak yüksek enerji dışında çok miktarda su da çıkarır. Yağ yakımı ile artan hücre içi suyu içtiğimiz sudan daha farklıdır ve özel bir sudur. Bu suya yapılanmış su denir. Vücut için kullanılabilen hazır su anlamındadır. İçtiğimiz su da zaten olduğu haliyle vücutta dolaşmaz, vücut içinde yapılandırılır. Çöl hayvanları ve kış uykusuna yatan hayvanlar bu şekilde su elde ederler, yani kendi yağlarını yakarak!

Doğada az yemenin ve gece açlığının uzun ömür olarak bir karşılığı vardır. Uzun yaşayan hayvanlara baktığımızda metabolizmalarının yavaş olduğunu, beslenmede otçul olduklarını görürüz. Bünyeleri az serbest radikal yapar. Hızlı metabolizmaları olan, hızlı hareket eden hayvanların çok etçil olduklarını ve daha çok serbest radikal üreten bünyelere sahip olduğunu görürüz. Belki hızlı metabolizmalı hayvanların daha önce bahsettiğim kısa aralıklı hücre döngüleri sebebiyle potansiyel ömürlerini çabuk tükettiklerini düşünebiliriz. Aksine yavaş hareket eden ve az kalori alan yani otçul bir hayvan, fil, kaplumbağa gibi, motor-yakıt konusunda az girdi, az çıktı ve az atık oluşturduğu mantığı ile uzun yaşayabilirler.

Mesela kış uykusu, gün ışığının olmadığı, sadece vücuttaki depo yağların enerji için kullanıldığı yani hiç karbonhidratın kullanılmadığı bir tür ömür uzatma durumudur. Belki de kış uykusundaki hayvanlar için bizim anladığımız anlamdaki zaman daha yavaş akmaktadır. Çünkü zamanın döngüsünü belirleyen ışık olmadığı gibi hasarlanmaya sebep olacak yeme eylemi ve aşırı hareket de yoktur. Bu da bir fikir.

Gece yemememin uykuda kilo vermek, ertesi gün kolay yağ yakabilmek, insülin rezistansını yenmek, leptin rezistansını azaltmak, daha kolay tok hissedebilmek gibi faydalarının yanına şu matematiği de ekleyelim:

Sirkadiyen ritme uygun olarak gündüz saat 17:00'de yemeyi kesip gece 23:00'de, karanlıkta uyuyup sabah uyandığımızda tartıda bir gece öncekinden 300 ile 500 gr daha düşük çıktığımızı görürüz. Hem eskiyen hücrelerin gece yakılmasıyla gençleşmek, hem gereksiz yağların yakılmasıyla zayıflamak hem de ertesi gün daha kolay doymak ve yağ yakmaya devam etmek için gece açlığı gereklidir. Ketojenik beslenme de bir anlamda bu mantığın bir yönünü anlatır. Ancak eksikler vardır. Beslenme sirkadiyen olmalıdır, gece yemek olmamalı, fasting yani oruç fazlı gece olmalıdır.

Tek başına açlık da yeterli değil. Fikrimi soracak olursanız, ben gündüz açlığı ile yapılan aralıklı açlıklara taraftar değilim. Evrimsel gelişimimizde "güneş ışığı varsa yemek bulunur" mantığı olduğundan gündüz açlığı hücrelerin üzerinde stres yaratır.

AÇLIK GENLERİ

İnsan 2 milyon yıllık geçmişinde hep aynı şekilde yaşadı: Gün ışığının olmadığı zamanlarda avlanıp yiyecek bulamayacağından bir köşede aç bekledi. Bu gayet anlaşılabilir bir şeydir. Yediği önünde yemediği arkasında gibi bir durum binlerce yıldır yoktu. Uzun gece açlıkları diğer memeli hayvanlar gibi insan türü için de rutindi. Genler buna göre ayarlıydı. Öyle olmasaydı zaten saat genleri diye genlerimiz olmazdı.

Sirkadiyen saat genleriyle ilgili varılan sonuç, hem ışığın hem yeme düzeninin bu genlerin çalışmasını değiştirdiğini ispatlamıştır.

Örnekleme ile anlatmak istersek: 24 saat açlığa maruz bırakılan deney hayvanlarında karaciğerde sirkadiyen saat genlerinin aktivasyonlarının eğer bozulmuşlarsa düzeldiği görülmüştür.

İlk çalışmada 24 saat aç bırakılan laboratuvar fareleri, ikinci çalışmada bu sefer de 24 saat yiyecek verilerek incelenmiştir. 24 saat sürekli beslenen laboratuvar farelerinde sirkadiyen saat genlerinin çalışması yeniden düzensizleşmiştir. Sirkadiyen genlerinin düzeninin bozulmasına ek olarak bu fareler hızla kilo almıştır.

Üçüncü çalışmada, farelere bu kez de farklı bir sistem uygulanmış. 16 saat aç 8 saat beslenme sistemi altında incelemeye alınmışlar. Günün 16 saatinde gece açlığı yapılıp, gündüz 8 saat yiyecek verilen farelerde yine sirkadiyen saat genlerinin olumlu çalıştığı görülmüştür. Fazla kiloların azaldığı, diyabet olmadıkları, metabolizmalarının düzenlendiği anlaşılmıştır. Burada en önemli ayrıntı şudur: ikinci çalışmadaki, 24 saat beslenen farelere verilen toplam günlük kalorinin aynısı, üçüncü çalışmada sadece 8 saatlik dilimde verildiği halde bu fareler hastalanmamış ve kilo almamışlardır. Toplam kalori aynı kaldığı halde, yiyeceğin verildiği zaman periyodu kısıtlanmış ve gün döngüsüne göre ayarlanmıştır.

Görüyoruz ki gıdaya ve geceye duyarlı genler ne kadar yediğimizden çok ne zaman yediğimizi umursarlar. Bu 8 saatlik beslenme, 16 saatlik akşam açlığı uygulanan farelerde, 24 saatlik beslenmeyle aynı kaloriyi alanlara göre diyabet, kalp hastalıkları, kolesterol yüksekliği, yağlı karaciğer yani aslında bizim kötü beslenerek ve kötü yaşayarak ilerleyen yaşlarla beraber yaşlılıkta giderek artan hastalıklarımız olmamıştır.

Günümüz insanının bolluk-kıtlık dönemleri yaşamaması, daima bollukta olması, sürekli beslenme durumunda olması ve özellikle sirkadiyen genlerin çalışmasına ters, gece saatlerinde yemesi tüm dünyadaki obezite ve artan hastalıkların belki de işlenmiş yiyeceklerden bile önce gelen sebebi olabilir.

Yiyeceğin bolluğuna ışığın bolluğunu da eklersek, sürekli ışık altında oturan, sürekli yemlenerek yumurtlamaya zorlanan, sirkadiyen saatleri bozulmuş kısa ömürlü, hastalıklı çiftlik tavuklarından pek farkımız yok gibi. Ne dersiniz?

Sağlıklı yemek yesek de, 8 saati uyusak da eğer bunları günlük sirkadiyen ritme uygun olmayan zamanlarda yaptıysak yemekten de uykudan da yeterli menfaati sağlayamayız. Sağlıklı yemenin ve açlığın faydalarının tıpta çokça vurgulandığını biliyoruz. O halde günümüzün insanı için besleme ve sağlıklı ve uzun bir ömür ilişkisini açıklayan tam doğru bilgi, sirkadiyen döngü ile açlığı birleştirmektir.

Aralıklı oruç-IF-Intermittent Fasting

Son zamanlarda sık sık karşınıza çıktığına eminim. IF diye yazılan, aralıklı açlık olarak tanımlanan yöntem tam olarak nedir? Bu terim belli bir zaman diliminde hiç yememeyi ifade eder. Nasıl uygulanacağı konusunda değişik öneriler vardır.

Mesela 5/2 metodu: Bu yöntemde 5 gün normal yiyip diğer 2 gün tüm gün az yiyerek sadece 500 kalori alınır. Buna *time restricted diet* yani zamanı kısıtlanmış yemek yemek deniyor. Önceki kitaplarımda da bu konuyu detaylı olarak ele almıştım. Gece yemenin *restricted* olması yani kısıtlanmasını önermiştim. Ben bunu daha çok *dinner cancelling* yani akşam yemeğinin iptali olarak konumlandırmıştım. Ama sonuçta *dinner cancelling-intermittent fasting-time restricted diet* ifadelerinin hepsi aşağı yukarı benzer şeyleri anlatırlar.

Ye dur ye dur metodu: 24 saat yemek, 24 saat hiçbir şey yememek şeklinde uygulanır. Haftanın 2-3 günü tam açlık öneren metottur.

16/8 metodu: En çok kullanılan metot budur. Günün seçilen 8 saatinde yemek yenir, geri kalan 16 saatinde yememeyi kasteder.

Bütün bu bilgiler ışığında bence en ideal ifade sirkadiyen-IF beslenme olabilir. Çünkü tüm bu beslenme önerilerindeki medikal gerekçeler sirkadiyen saatimizle beslenme saatinin birbirine uygun olmasına dayandırılır. Bu, genetik kodlarımızda zaten yazılıydı, biz yeni yeni ciddiye almaya başlamış bulunuyoruz. Uzun süreli günlük açlık önerilirken, günün hangi saatlerinde bu açlığın uygulanacağının altı pek çizilmez, buna önem verilmez.

Ancak saat 17:00'den itibaren başlayan akşam açlığı sirkadiyen ritim için en doğru olandır.

Sirkadiyen ritmi gözün retinasına gelen gün ışığı ve gün ışığının dalga boyu belirlediğinden sirkadiyen saatimizin en aktif olduğu zaman sabah 07:30'dan akşam 17:00'ye kadar olan süredir. Bu aralıkta daha rahat gıda tüketmek mümkündür. Ancak:

Saat 17:00'den sonra hava kararmasa da güneş ışığının dalga boyu asıl belirleyici olacağı için artık yemek miktarını azaltmak veya kesmek en doğru yöntemdir.

Çıktığım tüm programlarda, verdiğim tüm röportajlarda önerdiğim gibi akşam 17:00 sonrasında sabaha kadar aç kalma metodunu dayandırdığım gerekçeler daha önceki kitaplarımda da anlatıldı. Ancak enerji üretiminden sorumlu olan mitokondrilerin de sirkadiyen olması sebebiyle konuyla ilgili bilgileri bu kitaba eklemek istedim. Saat 17:00 itibariyle başlayan mitokondrial/sirkadiyen ritme göre beslenmeyi kesmek, IF'ten alınacak faydayı herhangi bir zaman aralığında yememekten çok daha yüksek yapar. Çok daha kolay kilo da verilir.

Mitokondrilerin nasıl sirkadiyen çalıştıklarını, sirkadiyen döngüye uygun yemek yenmezse neler olacağını anlatmak için, beslenme konusunun biyokimyasına girmek durumundayız. Öyle ya, bu kitap bir tür eğitim kitabı olarak konumlandıysa, bir çırpıda okunup geçilecek değil, altı çizilerek defalarca okunacak bilgi yoğunluğunda olmadır. Konuları tek tek ele alıp üç ayrı kitap yazmak yerine, üç kitaplık bilgiyi birbiriyle doğru bağlantılarla birleştirip, bir anlamda lego yaparak vermeyi seçtim.

Bu bölüme not alabilirsiniz.

5N
1Y

Ayrılmaz üçlü:
"Gıda-mitokondri-enerji"

Bu bölümde sirkadiyen çalışan en mikro organelciğimizi inceleyeceğiz. Yeme içme işinde konunun dönüp dolaşıp mitokondrilere gelmemesi mümkün değildir zaten.

Mitokondrilerin temel işi enerji sağlamak olduğuna göre metabolizmanın hızına, enerji ihtiyacına göre daha aktif veya daha pasif konuma geçerler. Günün herhangi bir saatindeki enerji ihtiyacına göre sayıları artabilir veya azalabilir. Enerji ihtiyacının az olduğu zamanlarda kendilerini tamir durumuna geçerler. Çalışmalar göstermiştir ki günlük sirkadiyen ritimden çıkarılan deney hayvanlarında vücuttaki mitokondrilerin enerji üretiminde verim düşer.

Yemek-mitokondri-enerji üçlüsü ayrılmaz bir üçlüdür ama yine de sadece enerji üretmek için yediğimizi sanmak da bir hata olur.

Mitokondrilerin çalışmasını sirkadiyen olarak incelemeden önce yemek konusunda öncelikli olarak cevaplanacak sorularımız var.

* Neden yeriz?
* Ne kadar yemeliyiz?
* Ne zaman yemeliyiz? (kısmen cevapladık)
* Nasıl yemeliyiz?
* Ne yemeliyiz?

İşte 5N 1 Y bölümümüze geldik. 5 Ne ve 1 Ye...

1. N:
Neden yeriz?

Yaşamak için yiyoruz,
yemek için yaşamıyoruz.

– Hipokrat –

Yemek yemenin biyolojik saate uygun yapılmasının ne kadar önemli olduğunu daha ayrıntılı kavrayabilmek için öncelikle neden yediğimizi öğrenmeliyiz.

Bir çocuk bile bilir, yaşamak için nefes almalı ve yemek yemeliyiz. Peki ama neden?

Sadece biz değil hayvanlar, bitkiler ve bakteriler de yemeklerini yerler. Başka türlü hayatta kalamayız.

Bir bebek iki hücrenin birleşmesiyle başladığı yolculuğunda, tek hücreli halinden anne karnında 3 küsur kiloluk ağırlığa ulaşıncaya kadar 9 ay 10 gün boyunca anneden beslenir. Başlangıçtaki o tek hücrecik 3.5 kilo olduğunda hücre sayısını trilyonlara katlar.

Demek ki ilk yeme gerekçemiz *hücre sayımızı artırarak büyümemizi sağlamak için olan enerjiyi ve ham maddeyi temin etmektir.*

Annenin nasıl beslendiği bebeğinin sağlığı açısından çok mühimdir. Annenin sadece 9 ay 10 gün süresince bile sağlıklı beslenmesi yavrusunun bebeklik, çocukluk ve olgun çağında ileride olabilecek pek çok hastalığa yatkınlığını azaltacaktır. Bu konuda yapılmış pek çok çalışma vardır ve anne beslenmesi ile çocuk sağlığını sıkı sıkıya birbirine bağlar. Bu konuda tıbbi açıdan hiçbir tereddüt ya da fikir ayrılığı yoktur.

Burada vurgulamak istediğim, "Neden yiyoruz?" sorusuna bu kadar temelden yani oluşumumuzun tek hücreli halinden itibaren cevap bulma zorunluluğumuzdur. Bir canlının henüz dünyaya gelmemiş hali de beslenmenin konusudur.

Hayvanlar üzerinde yapılan deneyler de çok çarpıcı sonuçlar gösteriyor. Mesela bir çalışmada hamileliği boyunca sağlıksız beslenen farelerin sadece yavrularının değil torunlarının da sağlık riskleri altında olduğu tespit edilmiş. Tam tersi yapıldığında ise yani sağlıksız beslenen bir fare sadece hamileliğinde sağlıklı beslendiğinde ise hem yavruları hem de torunları annenin taşıdığı sağlık risklerinin çoğunu taşımamışlar. Bu çalışmalar çok çarpıcı sonuçlar gösteriyor. Doğru beslenmenin annemizin bize vereceği en büyük hediye olduğunu düşündürüyor.

(Elbette anneden gelen en büyük bir diğer hediye de sağlıklı mitokodrilerdir!)

Bebeklik, çocukluk süreçlerini geçip bir yetişkin olduğumuzda ise artık sağlıklı beslenmek bizim kendimize olan borcumuzdur.

Büyümek için beslendik. Şimdi, yetişkinliğimizde ise vücudun dengesini korumak için besleniyoruz. Bu denge Homeostasis diye adlandırılır.

Homeostasis yani ideal denge için biyolojik yapımıza uygun hammaddeleri besin olarak tüketmek, beslenmektir. Dengenin daima sağlık tarafında olmasını isteriz.

Zaten vücuttaki tüm hücrelerin amacı da sağlıklı dengeyi mümkün olduğunca uzun süre sağlamaktır. Bir yerimiz yaralandığında vücudumuz çabucak iyileşmek ister. Bir enfeksiyon kaparsak bağışıklığımız bunun üstesinden hemen gelmek ister. Hareket etmenin dışında düşünmek, uyumak için bile gereken hammaddeleri ve iş yapma enerjisini gıdalarımızdan alıyoruz.

Peki, her gün üç öğün yemek yediğimiz halde hâlâ enerjisiz, hâlâ yorgunsak bu ne anlama gelir? Belki de gerçekten neden yemek yediğimizi bilmiyoruz. Çünkü bilsek gıda seçimlerimiz sonucu o enerjiyi bulurduk.

Sadece yorgunluğu sorgulayan değil, yıllarla artan hastalıklarımızı kadere ve genetiğe ve kötü şansa bağlayan biriysek yine neden yediğimizi bilmiyoruz demektir.

Bunca bilgiye rağmen, yaşlanmanın gerilemesi ve hastalıkların azaltılması için elimizdeki en büyük gücün ağzımıza ne koyduğumuzu bilmek olduğunu kavrayamıyorsak, neden yediğimizi bilmiyoruz demektir.

İnsan vücudu çok güçlü biyolojik bir makinedir. Milyarlarca hücre ve onlarca organdan oluşan, kusursuz olması planlanmış bir biyolojik makine. Bu biyolojik makine çalışmasını minimum enerji, maksimum verim ve minimum artık ile yapmak ister. Zaten bu mantık en basit makinelerde bile istenen performanstır. İşte tam da burada işin püf noktası devreye girer. Tekrar vurgulayalım: İdeal bir makine en az yakıt, en yüksek verim, en az artık, en az yıpranma ve en uzun ömür prensiplerinde çalışmalıdır. İnsan makinesi için de durum aynıdır. Gerçekte birer makine olsaydık, tıkır tıkır çalışma enerjisini fişe takılı olarak elektrikten alacaktık. Ama fişe takılı değiliz. O halde bu üstün insan makinesi nasıl tıkır tıkır çalışacak?

Bizim elektriğimiz gıdalardır! Enerji oradan gelir. Ağzımıza koyduğumuz her lokma yüzlerce karışık işlemden geçerek çok uzun bir yol kat eder ve nihayetinde enerjiye çevrileceği enerji fabrikalarımıza gelir. Mitokondri olarak adlandırılan bu enerji santrallerinin işi, sindirilip moleküller haline gelmiş gıdayı daha da parçalayıp içindeki enerjiyi ortaya çıkarmaktır.

Gıda lafını ettiğimiz her cümlenin gerçek biyolojik sonu mitokondride biter! Aslında, *neden yiyoruz sorusunun gerçek cevabı, mitokondrilerimizi beslemek için*dir. *Biz enerji makinesi mitokondrilerin performansını artıracak şekilde beslenmeliyiz.* Bu çok temel biyolojik bir kuraldır ve istisnası yoktur. Tartışmasız kabul etmezsek konunun önemini hafife alırız. Oysa “mitokondrimizi beslemeliyiz” ifadesi tüm hastalıkların ve yaşlanmanın hatta kanserin önünde durabilecek kontrol gücümüzü ifade eder. “Güç bende!” demek istiyorsanız ayrıntılar için benimle kalın.

Böyle göklere çıkardığımız mitokondrilerimiz nedir, hadi onları daha yakından tanıyalım.

Mitokondriler her hücrede bulunurlar.

* Sayıları hücre başına yüzlerce veya binlerce olabilir.
* Hücrenin enerji ihtiyacı çoğaldıkça sayı artar.
* Kas, beyin, karaciğer, kalp yüksek sayıda mitokondrisi olan hücrelere sahiptir. Çünkü bu organların enerji ihtiyacı daha yüksektir.

Mitokondriler sadece anneden geçerler.

* Babadan mitokondri geçmez.
* Herkes annesinin, anneannesinin ve büyükannesinin ve böylece kadın soyunun en eskilerine dek benzer mitokondri neslinden gelir ve mitokondrileri nesilden nesile taşır.

Mitokondrilerin atalarının tek hücreli bakteriler olduğunu ileri süren simbiyosis yaklaşımı kabul edilir. Mitokondrilerin fiziksel yapıları tek hücreli bakterilere benzer özellikler gösterir.

Mitokondrilerin kendi DNA'ları vardır.

Bunlar mtDNA olarak gösterilirler. Mito-DNA'nın varlığı insanın olağanüstü özelliklerinin de sebebidir. Ana DNA'mız kadar önemsenmesi gerekirken son yıllara dek gölgede kalmıştır. Oysa hastalıkların sebebini araştırırken ilk bakılması gereken alışılageldiği üzere bildiğimiz ana DNA değil, mito-DNA olmalıdır. Son dönemde mito-DNA üzerine yapılan çalışmalar gösteriyor ki sebebi genetiktir açıklaması yetmeyen pek çok hastalığa ve kansere daha doğru bir açıklama gerekiyor. Ve tüm bu sonuçlar insanın aklına şu soruyu getiriyor: Şimdiye kadar bilim adamları yanlış DNA'ya bakılmış olabilir mi? Ben öyle olduğunu düşünüyorum.

Aklınıza gelebilen tüm hastalıklarda mitokondrilerin düzgün çalışıp çalışmaması hastalığın kaderini belirler. Burada çeşitli çalışmalardan elde edilen verilere dayanarak bazı hastalık isimlerini sıralayacağım. Bunların hepsinde mitokondride veya mito-DNA'sında sorun tespit edilmiştir.

Mitokondri ile ilgili hastalıkların bir kısmı

Tip 2 diabet	Kanser
Nörodejenarif beyin hastalıkları	Demans
Kalp-damar hastalıkları	Kas kaybı
Kas gevşekliği	Yorgunluk
Egzersiz dayanıksızlığı	Fibromiyalji
Kronik yorgunluk sendromu	Kas ağrıları
Migren baş ağrıları	Kabızlık
Bağırsak sorunları	Nefes darlığı
Göz kapağı düşüklüğü	Sürekli üşüme
El titremesi	Görmenin azalması
Duymanın azalması	Polikistik over
Obezite	Tiroid sorunları
Cilt yaşlanması	...

Aslında sizleri daha çok etkilemek için tek tek sıralamaya devam edebilirim. Ama gerek yok bence. Çünkü sizin de şu mantığı kurabileceğinizi biliyorum: Bir yerde hücre varsa hücrenin orada bir görevi vardır, o görevi yapmak içinse enerji lazımdır. Yeterli enerji yoksa görevin aksayacağı açıktır. Yani işin özeti hücrelerin performansı mitokondrilerinin performansına bağlıdır. Aynı şekilde organların performansı da mitokondrilere bağlıdır.

Yani sözün özü, en temelde tüm hastalıklar bir şekilde mitokondrilerle alakalıdır.

Genel sağlıktan bahsediyorsak da aslında kastettiğimiz mitokondri sağlığıdır!

Gelelim mitokondrilerimizin daha çarpıcı başka bir özelliğine:

Nefes alan aslında mitokondrilerimizdir. Mitokondri oksijensiz enerji üretemez. Nefes almanın önemi mitokondri sağlığının önemi ile eşittir. Mitokondrilerin iyi çalışmadığı durumlarda dokularda bir oksijensizlik yani hipoksi söz konusu olur. Mitokondriler sağlam değilse alınan nefes de nefes değildir.

Hatalı beslenme ve sağlıksız yaşam şeklimiz sebebiyle mitokondrilerimizi hasara uğratmaktayız. Bu yüzden oksijenin hücrelerde kullanımı da efektif olmaz. Aslında hepimiz sürekli olarak düşük derecede kronik bir hipoksi yani oksijensizlik yaşıyoruz. Buna *psödohipoksi* denir. Anlamı: Hepimiz yavaş bir boğulma halindeyiz! Farkında değiliz!

Kilodan, kaloriden bahsediyorsak bu yine mitokondrilerin çalışmasına bağlı bir durumdur. İyi çalışan mitokondriler iyi enerji üretir. Mitokondri iyi çalışmıyorsa gıdalar enerji yerine kiloya dönüşür. Bu, fazla yemesek de böyle olur.

Obezitenin tıpkı dünyada olduğu gibi ülkemizdeki yaygınlığına bakarsak bir yerde bir şeyi atladığımız çok bariz değil mi? Tıp alanında dar bir çevrede olsa da çözümün mitokondrilerin sağlığını korumakta olduğunun kokusu alındı artık.

Tüm dünya sadece kilo meselesini değil, sağlıklı yaşam ve ömür uzatmayı da mitokondriler üstünden araştırmakta. Neredeyse tüm hastalıklarda ortak nokta mitokondrilerin sağlıklı olup olmamasıdır. Zaten hastalıklardan korunmak için yeni yöntemler de mitokondri korumaya yöneliktir. Buradan size fütüristik bir tüyo vereyim: Gelecekteki hastalık tedavileri mitokondri transferi ile olacaktır!

Mitokondrilerin yapısı:

Hadi bu çok değerli mitokondrilerimizin yapısını yakından tanıyalım. Kitabımızın devamında yukarıdaki sorulara cevap ararken, özellikle de yeme içmenin hastalıklarla ilişkisini kavrayabilmek için olayın geçtiği arena olarak mitokondrilerin yapısını bilmemiz gerekir.

Mitokondriler organellerdir yani hücre içindeki minik organcıklardır. Vücut için organ ne ise hücre içindeki yapılara da organeller denir.

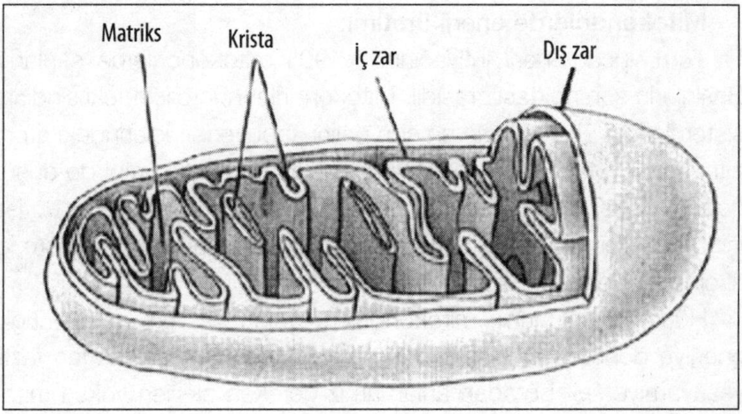

Mitokondriler iki katlı zar ile çevrelidir, iç zar ve dış zar:

Mitokondri iç zarı kıvrımlı bir yapıdadır. Tıpkı bağırsaktaki kıvrımlı yüzey gibi, tıpkı beynin kıvrımlı olması gibi. İnsan vücudunda çok iş yapan yerlerde iş yapılacak yüzeyi büyütebilmek için bu kıvrımlara başvurulur. Mitokondri iç zarı kıvrımlılığı sayesinde geniş bir yüzey alanına sahip olabilir. Bu iç zar üzerinde enerji üretimi yapılır. Kıvrımlı olması sayesinde de enerji üretilecek alan çoğaltılmıştır. Tıpkı bağırsakların yüzeyindeki villus denen pililerin besinleri emmek için bağırsakta daha geniş alan yaratması gibi. Tıpkı beyindeki kıvrımlar arttıkça daha yüksek beyin fonksiyonu gösteren canlılar olmamız gibi.

Bu kıvrımlı yapıya vurgu yapıyorum çünkü tıpkı hasarlanan bağırsakların pililerinin delinmesi ile oluşan *leaky gut* yani sızdıran bağırsak sorununda olduğu gibi mitokondri pililerinin hasarlanması da sızdıran mitokondri durumunu yaratır. Bu konudan ileride bolca bahsedeceğim. Kötü beslendikçe ve yaşlılıkla bu sızdıran mito durumu artar. Pek çok hastalığın başlangıcı da budur.

Mitokondrilerin dış zarı ve iç zarı dışında en iç kısımlarında da bir boşluk vardır. Bu boşluğun ismi de matriks'tir. Matriks ismini kolayca akılda tutacağınızı tahmin ediyorum. Filmi de vardı hatırlarsınız. Mavi hap kırmızı hap... Şimdilik bu kolay kelimeyle kastettiğimiz matriksin mitokondrinin iç kısmı olduğunu ve o iç kısmın da enerji üretiminde rolü olduğunu hatırlayalım yeter.

Mitokondrilerde enerji üretimi:

Tüm vücut enerji ihtiyacının % 90'ı mitokondrilerce sağlanır. Besinlerin son noktası orasıdır. Mitokondriler hücre içindeki sindirim sistemleridir. Yiyeceklerin en son halini kabul eder, içlerindeki atom altı enerjiyi ortaya çıkarırlar. Aslında onları bir tür fırın gibi de düşünebiliriz. Oksijen ile yiyeceği yakar, enerji ve ısı çıkarırlar. Biz bu işe içinde oksijen olduğu için hücresel solunum diyoruz. Yani hücre içi akciğerler de mitokondrilerdir.

Hücresel solunum, mitokondrilere giden oksijen ve yiyeceğin enerjiye dönüşmesi işlemidir. Nefes almadan 3-4 dakikadan fazla yaşayamıyorsak buradan anlamamız gereken oksijen yoksa mitokondride enerjinin oluşmayacağıdır. Demek ki mitokondrilerimiz çalışmadığında 3 dakika içinde ölürüz. Filmlerde yoğun bakım sahnelerindeki monitördeki zikzaklı kalp atışı çizgisinin düz bir çizgiye dönüştüğü an, kalpteki mitokondrilerin enerji üretemediği, kalp kasının da enerjisizlikten kanı pompalayamadığı, kalbin durduğu andır.

Mitokondrilerin enerji üretimine dramatik bir örnekle dikkat çektiğime göre biraz daha biyokimyasal ayrıntıyı öğrenmek konusunda merakınızın uyandığını umuyorum.

Mitokondriler küçücük organelciklerdir. Ama ağır bir çalışma kapasiteleri vardır. Bu küçük yapılarına rağmen siz onları gözünüzde bir hidroelektrik santrali olarak hayal edin.

Mitokondrilerin tuhaf huyları var, mesela enerji üretmek için gıdalar arasında tercih öncelikleri vardır. Mitokondriler her üç grup besinden, glikoz, yağ ve proteinden enerji elde edebilirler. Ancak tercih sıraları önce glikoz, sonra yağ, sonra proteindir. **Glikozun öncelikli tercih olması kolay yanan yakıt olduğu içindir.** Tabağınıza bir bakın, içinde kolay glikoza dönen besinler en kolay yakıttır. Diğerleri ancak glikoz yetersizse veya yoksa yakılır.

Ancak glikozun ilk tercih olması beraberinde çok fazla sorun da getirir. Glikoz gerçekten de *dirty cheep fuel*'dir yani kirli ucuz yakıt! Kitabın devamı bu yakıtın kullanılmasıyla sorunların nasıl oluştuğunu anlatmaya yöneliktir.

Glikozun az veya olmadığı durumda ikinci seçenek olarak yağın yakılması sağlıklı hücrenin kolaylıkla yaptığı bir tercihtir. İhtiyaca göre glikoz yakma veya yağ yakma arası *metabolik geçişi* hızlıca yapabilen hücreler en sağlıklı hücrelerdir. Sağlıklı hücre bu metabolik geçişi ihtiyaca göre derhal yapabilmelidir. Yaşlandıkça veya çoğunlukla glikozla beslendikçe veya çeşitli hastalık durumlarında bu *metabolic switch*'i gerçekleştirmek yani metabolik düğmeyi çevirmek zorlaşır. Kanserde ise bu geçiş neredeyse yok denecek kadar azalmıştır. Kanser hücresi metabolik şifti yapmamayı tercih eder. Gıda tercihinde ilk sırayı glikoza ikinci sırayı proteine verir ama yağa vermez. Zaten veremez. Neden olduğunu anlatacağım...

Kitabımızın her bölümünde mitokondrilerin yiyecek tercihlerinin ayrıntılarını inceleyeceğiz. Ama glikozun neden ilk tercih olduğuna ve ATP denen kimyasal enerjiye nasıl dönüştüğüne bir bakalım şimdi.

En basit anlatımla ilerleyelim. Sindirim aşamalarını ileri sarıp filmde glikozun hücrenin kapısına geldiği sahneyle başlayalım. Yemek yedikten sonra sindirilip kana geçen glikozun kan damarlarıyla hücre kapısına geldiği andan başlıyoruz.

Kandaki glikozun yüksekliğine bağlı olarak pankreastan salınan insülin hormonu glikozu hücrenin içine sokar. Bu her zaman mümkün olmuyor. Diyabet ve insülin rezistansı bu içeri giremeyen glikozun yarattığı durumdur. Glikozun ilk tercih olması yüzünden oluşan bu hastalıkları da kavramak için önce hücre henüz sağlıklı iken olan olayı anlatmaya devam edelim. İnsülin glikozu içeri soksun. Filmimiz burada başlıyor.

GLİKOLİZ- GLİKOZUN BAŞINA GELEN İLK OLAY

İlk sahnede glikoz hücrenin sitoplazma denen (mitokondri değil, karıştırmayın) kısmında ilk işleme girer. İşlem sırası şöyle oluyor.

Glikozdan *pirüvat* oluşuyor. Bu aşamada iki birim ATP kazanç elde ediliyor.

Film başladı ve glikozdan sonraki oyuncumuz pirüvatla tanıştık.

Bu anlattığım işlemin adı glikolizistir.

Glikolizi hatırlamalıyız.
Neden mi?

1- İki ATP gibi çok *az enerji* ürettiği için.
2- Mitokondrilerin kullanılamadığı durumda *kısa süreli* kullanılan yedek enerji modeli olduğu için.
3- Kanser ve kronik hastalıklarda ise *uzun süreli* kullanımı zaten bu hastalıkların sebebi olduğu için.
(Evet, kanser hücresi tercihini sürekli glikolizden yana kullanır. Glikolizden mitokondriye devam eden yolu kullanmak istemez. Oysa kanser olmayan hücreler uzun süre sadece glikolizi kullanmak istemezler. Çünkü bu yöntemle az enerji üretilir. Hücreler bu enerjiyle görevlerini yapamazlar. Ama kanser hücresi normal görevini yapmıyordur zaten. Sadece ölmemek için direniyordur. Bu nedenle glikolizi kullanmayı tercih eder. Özellikle agresif tümörlerin mitokondriyi enerji üretmek yerine çoğalmak için kullandıkları bilinir. Buna *Warburg Effect* yani Wargburg Etkisi denir.

Glikolizin kısa süreli olması, devamının mitokondride sürmesi sağlık için şarttır.)
4- Asıl mühim ayrıntı glikolizde oksijen kullanımı yoktur. *Oksijensiz* yani anaerobik enerji oluşumu olarak bilinir. Glikoliz tıpkı bir fermantasyon yani turşuların oluşmasındaki mayalanma gibi çalışır.
5- Glikolizin vücut için tek *avantajı hızlı* olmasıdır. Glikozun glikolizle yıkıldığı süre mitokondride yıkılıp enerji yapılacağı süreden 20 kat daha hızlıdır. Zaten bu yüzden kanser hücresinin işine gelir.

Glikolizle oluşan pirüvatın önünde iki yol vardır. Bu iki yoldan birini seçmek durumundadır.

* Eğer ortalıkta oksijen varsa
* mitokondriler sağlamsa ve
* çok yemek yenilmediyse pirüvat rotayı

Mitokondriye doğru kırar. İşte bu istenen durumdur.

* Ancak yeterli oksijen yoksa
* mitokondriler hasarlı ise veya
* çok fazla yemek yenilmişse (özellikle karbonhidratlı yiyecekler)

Pirüvatın tamamı mitokondriye gidemez. Glikolizde kalır. Fermante olur ve laktik asit oluşur.

LAKTİK ASİT NEDİR?

Laktat hakkında ne biliyoruz? Laktat yani laktik asit, asittir. Hücrenin pH'ını asit değere indirir. Oysa hücrelerin ideal pH'ları vardır. Hücre içinde olan bütün işlemleri katalizleyen enzimler hücre içi ideal pH'ta ise çalışırlar. Laktik asit üretimi arttıkça pH giderek asitlenir ve bu hücre için yaşamla bağdaşmaz. Mecburen laktat hücre dışına atılır. Daha sonra karaciğer onu temizlemeye çalışır.

(Kanser hücreleri de glikolizde ısrarlı oldukları için aşırı miktarda laktik asit üretirler ve ölmemek için o laktik asidi hücrenin dışına atarlar. Hücre dışı o kadar asitlenir ki bırak bağışıklık sisteminin kanserli hücreyi tespit edebilmesini, kemo ilaçları bile o *asit mantosu* yüzünden kanser hücresine yaklaşmakta zorlanır.)

MİTOKONDRİDEKİ OLAYLAR

Yine biz ideal hücremize dönelim ve şimdi de filmimizin ana platformu olan mitokondriye geçelim. Piruvat mitokondriye gidebilsin.

Glikolizden gelen pirüvat mitokondrinin önce iç kısmındaki o matriks alanına gider ve orada TCA siklusu denen sürekli döngü halinde dönen bir zincire geçer. *TCA siklusunda* (siklus yani sürekli dönüyor) pirüvattan ara ürünler üretilir. En mühim ara ürünler: NADH ve FADH2'dır. Bunlar gıdaların en son molekül olmuş halidir.

NAD zaten TCA döngüsünde vardır. Buna bir H eklenince NADH olur.

NAD+H= NADH

Benzer şekilde FAD da zaten vardır, bir H eklenir.

FAD+2H=FADH2

Zaten olanlara eklenen bu H nereden gelir diye soracak olursanız, H yiyeceklerden gelir. **Ağzınıza koyduğumuz lokmanın içindeki enerjinin en son hali işte bu H harfi ile gösterilen hidrojen içindeki elektronlardadır.**

NADH'taki ve FAD2H'deki hidrojenler asıl enerjiyi oluşturacak kısımdır. Bu iki molekül elektron taşıyıcılardır.

Her yiyecek, ne yersek yiyelim sonunda bunlar olacaktır. Bu ikisinin farkı şudur:

Karbonhidratların hepsi NADH olur
Yağlar ise FADH2 olur.

Filmin bundan sonraki kısmı uzay filmlerini aratmayacak biçimde gerçek üstü görünen bir sahnede, hidrojen atomunun içindeki elektronlar ve protonlar arasındaki çekişmeyle geçer.

Evrende en bol atom: Hidrojen

Hidrojen en basit atomdur. Bir protonu ve bir elektronu vardır. Dünyadaki en bol, en hafif, en basit atom olan hidrojen, yiyeceklerden gelen enerjiyi içinde taşır.

Şimdiye kadar glikozu parçalamıştık. Şimdi de hidrojeni parçalayacağız. Evet, enerji üretme işi de tam olarak atomu parçalamaktır. Gerçekten büyük iştir.

NADH ve FADH2 oluştuktan sonra mitokondrilerin matriksinden iç zar üzerine geçiyoruz. Artık işimiz mitokondri içi zarında.

Mitokondri iç zarı

Başlangıçta bahsettiğimiz pilili kıvrımlardan oluşan iç zar üzerindeyiz. Bu kıvrımlı zarın önemini anlatmak için bu bölümü büyük puntoda bold olarak yazsam, üstüne fosfor çeksem, yanına ünlem işareti koysam yine yetmez. O yüzden direkt söyleyeyim. Mitokondri iç zarı vücuttaki en mühim kısımdır! Hatta bir gün ölümsüz olmanın yolu bulanacaksa cevabın burada olduğunu düşünüyorum.

Bu iç mitokondri zarı üzerinde ETZ kısaltmasıyla gösterilen **elektron transport zinciri** vardır. Burası asıl yüksek miktarda enerjinin oluştuğu yerdir. Buraya kadar elde edilen enerjiler az miktardadır. Zincirin adından anlaşıldığı üzere, elektron transport zinciri, yiyecek elektronların kullanıldığı yerdir. Adı: Glikoz transport zinciri değil, yağ transport zinciri değil, protein transport zinciri değil; elektron transport zinciri. Yani gıdada aranan şey buraya gelecek elektronlar!

ETZ'ye solunum zinciri de denir, vücudumuzdaki en mühim metabolik aksiyon buradadır.

Bu zinciri tanıyalım.

Kompleksli zincir: ETZ

ETZ yani solunum zinciri yiyeceklerin yüksek miktarda ATP'ye dönüştürüldüğü yerdir.

ETZ zincirlerinin sayıları çok artsın diye mitokondri iç zarı zaten kıvrımlı yapı ile yüzey alanını genişletmiştir. Böylece üzerine çok sayıda ETZ zinciri yerleşir. Muazzam bir enerji üretme alanı oluşturulur. Burada üretilen enerjiyi metrekare üzerinden güneşte üretilen enerji ile kıyaslarsak, birim alanda üretilen ETZ enerjisi güneşten kat kat fazladır. Tüm ETZ'lerde şimşek çakması gücünde enerji sürekli üretilir.

ETZ'yi bir trene benzetirsek beş farklı istasyonu vardır:

* İstasyon 1, 2, 3, 4 ve 5. Biz bunlara Kompleks diyoruz. Kompleks 1, 2, 3, 4 ve 5. Bu istasyonların amacı yiyeceklerden gelen elektronların içindeki enerjinin ortaya çıkarılmasıdır. Görevlerini sırayla yaparlar. 1'den 4'e kadar olan istasyonlarda yiyeceklerden gelen elektronlar akar. Elektronlar tek tek bir istasyondan ötekine sırayla ve belli bir hızda ilerler. Elektronun biri istasyonu terk etmeden öbürü gelmemelidir. İstasyonlar arası düzenli akış ve akış hızı çok çok mühimdir.
* Elektron akışı 4. istasyonda biter, son istasyon Kompleks 5'te ise ATP oluşur.
* Beslenme ve hastalıklar konusunda bizi en çok Kompleks 1 ilgilendirir.

* İlk istasyon olan Kompleks 1, glikozdan gelen elektronları taşıyan NADH'in girdiği yerdir.
* Kural: Karbonhidratlardan gelen elektronlar daima NADH aracılığı ile ve Kompleks 1'den girer.
* NADH, H'sini Kompleks 1'de bırakıp tekrar NAD'a döner. NADH/NAD arası dönüşüm hızı belli bir oranda olmalıdır.
* ETZ'de H hidrojenin yolculuğu başlar. H hidrojenin içindeki elektron eksi (-) ile gösterilir. Proton artı (+) ile gösterilir. Enerji üretimindeki bütün hikâye bu hidrojenin artı ve eksi kısımlarının birbirinden ayrılması üzerinedir.

Kompleks 1'den başlayarak bu elektronlar, her komplekste içlerindeki enerjiyi bırakarak 2, 3 ve 4. komplekse kadar ilerlerler. *Enerji elektronlardadır.* Kompleks 4'te ise soluduğumuz oksijen bekler. İşte burada ilk kez oksijen devreye girer. Elektronlarla birleşen oksijen Kompleks 4'te suya dönüşür. Buraya kadar olanlar hidrojenin eksi (-) yüklü elektronlarının yaşadıklarıdır.

Bir de hidrojenin artı (+) yüklü protonları vardır. Onlara ne oldu? İşte elektronlar Kompleks 1'den 4'e kadar akarken ortaya çıkan enerji, hidrojenin protonlarını iç zarın öbür tarafına itmekte kullanılır.

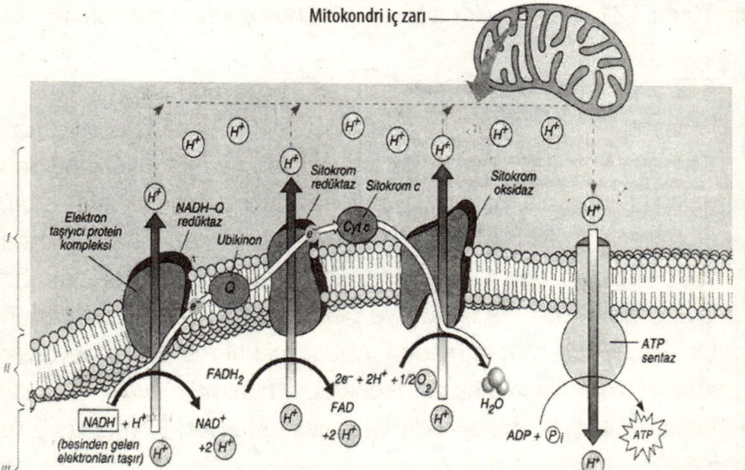

Elektron taşıma zinciri: Elektron aktarımı ve zarın iki tarafı arasında proton (H^+) yoğunluk farkı yaratan proton pompalanması.

Oksidatif fosforilayon: H^+'ların zardan geri akışından (kemiozmoz) güç sağlayarak gerçekleşen ATP sentezi

Yani hidrojenin elektronları zarın üstünde kalıp kompleksler üzerinde ilerlerken hidrojenin protonları elektron akışından elde edilen enerji ile zarın öbür tarafına ittirilirler.

Normalde bu olayın olduğu mitokondri iç zarı protonlara geçirgen olmadığı için ancak elektronların enerjisi ile protonlar öbür tarafa itilir.

Böylece zarın bir tarafında eksiler, bir tarafında artılar olur. Bu fark yani iki taraftaki (+) ve (–) elektrik yükü farklılığı bir voltaj yaratır. Basit kural olarak geçirgen olmayan bir zarın iki tarafında eşit olmayan iyon yoğunluğu varsa burada bir elektriksel fark oluşumu vardır. Buna *gradient* denir. Bu eksi ve artı farkı yüzünden zar üzerinde bir voltaj gradient'i oluşur. Aslında basitçe bir pil oluşur. Zarın üzerinde bir elektrik voltajı oluşmuştur.

Pilin şarjı ve ATP

Bunu bir barajın arkasına suyu doldurduğumuzdaki duruma benzetebiliriz. Nasıl baraj duvarı üzerinde bir basınç oluşuyorsa tıpkı onun gibi zar üzerinde de bir tür voltaj oluşur. Ve şimdi tıpkı o su barajından elektrik elde edilmesi gibi, biriken suyun kontrollü salınmasına benzer bir şekilde, o protonlar Kompleks 5'ten geri gelmeye izinlidirler. Kompleks 5'te barajın su akıtan kanalı gibi geçiş sağlayan ATP motoru denen bir motor vardır. Zarın dışında basınç yapan protonlar bu motorun üstünden şelale gibi aşağı doğru akarlar. Bu akış gücü ATP motorunu döndürür. İşte bu dönme sırasında da temel enerji birimimiz ATP oluşur!

Mitokondri iç zarındaki elektron transport zincirindeki enerji elde etme işi, gerçekten de hidroelektrik santralindekine çok benzer.

ATP enerji birimimiz. Tüm yeme-içme-sindirim vs taklalarını ATP üretebilmek için atıyoruz. Açılımı ise Adenozin trifosfattır. ATP, içindeki P harfiyle gösterilen fosfatta enerji tutar. Enerji lazımsa bu 3 fosfat harcanıp 2 fosfat, 1 fosfat olarak tüm vücuttaki işler için enerji olarak kullanılır. Fosfatları azaldıkça adı değişir. ATP (three-3 fostatlı)-ADP (di-iki fosfatlı)-AMP (mono-tek fosfatlı).

Vücuttaki işlerin yapılması için akıl almaz oranda enerji gerekir ve hepsi için de bu şekilde üretilen ATP'ler kullanılır.

ATP miktarı vücudun tamamı için bir haberleşme aracıdır.

Ortalıkta enerji olup olmadığı ATP miktarına bakılarak anlaşılır, bu metabolizma için çok belirleyicidir. Yağ yakmak mı lazım yağ depolamak mı, ATP-ADP-AMP oranlarına göre karar verilir.

Tıpkı bir pil gibi!

ATP çoksa pil tam dolu
ADP çoksa dörtte üçü dolu
AMP çoksa pil boşa yakın demektir.

Pilin şarj miktarı sirkadiyen saati de etkiler.

Uyku kararında bile etkisi vardır.

Çok basit değil mi? Pil bitince uykumuz gelir.

Aslında tam da bu kadar basit değil ama bunu ileride anlatacağım.

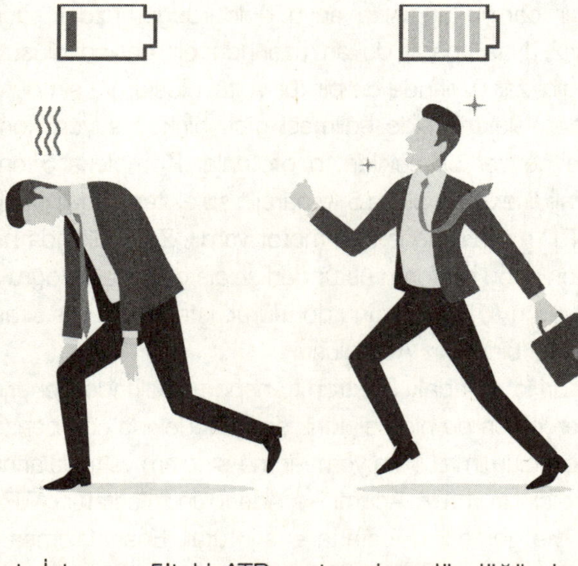

Evet, İstasyon 5'teki ATP motoru her döndüğünde normalde ADP olan moleküle bir fosfat ekler ve ATP yapar. Son durumda yiyecekteki enerji P harfiyle gösterilen fosfata yerleşmiştir. Gıda, kimyasal enerjiye dönüşmüştür.

ADP+P=ATP (enerji oluşumu, fosfat eklendi)

ATP=ADP+P+ENERJİ (enerji harcanması, fosfat harcandı)

ATP motoru sürekli döner. ADP de hızla ATP'ye döner. ATP de hızla ADP'ye geri dönmelidir çünkü ATP oluştuğu anda enerji hazırdır ve *anında kullanılmalıdır. ATP birikemez*. ATP üretilince hemen kullanılıp ATP-Adenozin tri(üç)fosfat halinden tekrar ADP-Adenozin di(iki)fosfat haline dönmelidir. *ATP biriktirilemez.*

Enerjiye ihtiyacımız çok olduğu için bu döngü akıl almaz hızda devam eder. Vücudun günlük işleri için o kadar çok enerjiye ihtiyaç vardır ki aslında kaç kilo iseniz o kadar kilo ATP'yi günlük olarak üretirsiniz. Mesela 80 kilo iseniz 80 kilo ATP yaparsınız. ATP biriktirilmediğine göre nasıl 80 kilo üretiliyor? Demek ki sürekli olarak döngü devam ediyor. Yapılıyor yıkılıyor yeniden yapılıyor. Döngünün kesilmesi yaşamla bağdaşmaz. ATP üretiminin tam durduğu an ölüm anı. Keşke ATP depomuz olsa!

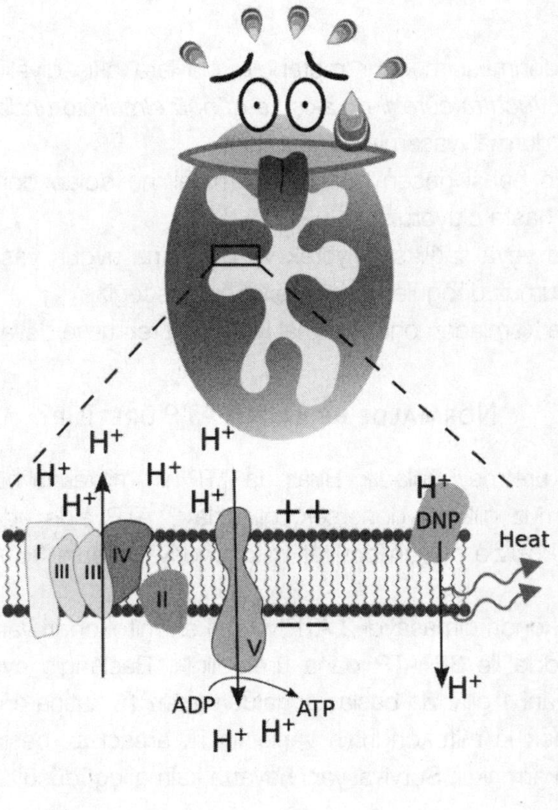

Kural: ATP depolanamaz.

İşte sorun da burada başlar.

Peki ya biz;

* Enerji gerekli olmadığı halde hâlâ gıda alıyorsak;
* ATP'yi kullanmayacağımız halde yemeye devam ediyorsak;

O zaman ne olur?

ATP depolanamayacağına ve üretildiği anda tüketilmesi gerektiğine göre fazladan ürettirmeye çalışsak da ATP kullanılmayacaksa üretimi durur. Sistem böyledir. ATP azalır, ADP artar. ADP/ATP döngüsü bozulur.

Kural: ADP ve ATP sürekli birbirlerine belli bir oranda dönmelidir.

Bu dönmesi mecbur metabolik olaylara akış diyelim, döngü diyelim. *Vücutta sürekli bir akış ve döngü olmak zorundadır.* Buralardaki "durma" yaşamla bağdaşmaz.

Zaten bahsi geçen döngülerde hatalı ne dolap dönüyorsa o yüzden hasta oluyoruz.

Fazla veya sağlıksız yiyerek ve biyoritme uygun yaşamayarak bozduğumuz döngülerin bedellerini öğreneceğiz.

Fazla kısmından önce normal kısmını öğrenmeye devam edelim.

NORMALDE NE KADAR ATP ÜRETİLİR?

ATP üretmeyi anladık. Biraz da ATP'nin miktarına bakalım. İlk oyuncumuz glikoza dönersek; glikozla 2 ATP elde edebilmiştik. Ama glikozlizle oluşan pirüvat mitokondriye girerse 36 ATP daha üretir.

Mitokondri olmasaydı 2 ATP'ye fit iken mitokondri var diye aynı hammadde ile 36 ATP daha üretebildik. Başlangıç aynı olduğu halde, yani 1 glikozla başladığı halde üretim 15 katına çıktı.

Demek ki mitokondrinin varlığının ilk amacı az besinden çok enerji çıkarmaktır. Survival yani hayatta kalma içgüdüsü! 2 milyar yıl önce dünyada oksijen yokken, tek hücreli ilk canlılar için hem glikoz yani besin hem de oksijen azken mecburen glikozu oksijensiz fermantasyonla enerji üreterek kullanıyorlardı (glikoliz). Fakat bu oldukça az enerji (2 ATP) anlamına geliyordu ve gelişemiyorlardı. Sonra biraz daha akıllı hücreler geldi. Oksijen kullanmayı öğrendi ve aynı çatı altında işbirliği yaparak ilk hücreyi oluşturdular ve az miktarda hammaddeden çok miktarda enerji oluşturdular. İşte turbo motorlu mitokondriler böyle oluştu.

Mitokondriler daha sonra yağ yakmayı da öğrendiler ve 1 gram yağdan 129 ATP gibi ultraplus bir motor gücüne ulaşabilecek hale geldiler.

Neden yiyoruz sorusuna enerji elde etmek için açıklamasının yetmediğini gördük. Aslında *az miktardaki yiyeceği turbo motor enerjiye çevirebilmek için yiyoruz*! Bu turbo enerji için mitokondrileri kullanıyoruz. Bu enerji olmasaydı biz komplike fonksiyonları yerine getirebilen komplike canlılar olamazdık. İşin özeti: Mitokondriler az yakıttan turbo enerji çıkarabilen organlardır!

Peki ama çok yakıt olursa mitokondriler daima daha çok enerji çıkarabiliyorlar mı acaba? İşte yanıtı milyon dolarlık soru!

Maalesef hayır!

Mitokondrinin yakıta çevirebileceği hızdan daha fazla yemek mitokondrileri boğuyor yani motoru boğuyor.

Boğulma dedim ama özellikle söyledim. Evet *kilo ve kronik hastalıklar aslında bir tür boğulmadır.* Çünkü bu durumlarda mitokondriler iyi çalışamaz. Mitokondriler çalışamadığında ise oksijen kullanılamaz ve tam medikal adı düşük düzeyli hipoksi olan kronik metabolik oksijensizlik durumu tüm hastalıklarla beraber devam eder. Bu hipoksi durumu ihtiyaçtan daha çok yemenin istenmeyen sonuçlarından sadece biridir.

Şimdi yukarıdaki 1 milyon dolarlık soruya cevap geliyor.

Çok miktarda ve/veya sağlıksız yemek ile hastalıklar konusu, mitokondrilerin döngüsünü bozduğu için birbirine bağlı.

Peki, mitokondri döngüsü ne kadar yersen bozulur?

Yemenin ne kadarı çoktur?

Bu bölüme not alabilirsiniz.

2. N:
Ne kadar yemeliyiz?

Hiçbir yemek Bedava DEĞİLDİR!

Sağlıksız yiyeceklerin bizi nasıl hasta ettiğini anlayabilmemiz için önce mitokondrilerin nasıl bozulduğunu anlamamız gerekir. Çünkü tüm hastalıklar hücre düzeyinde başlar. Mitokondrilerin asıl bozulma sebebi, yiyeceklerden enerji elde edilmesi sırasında normalden fazla serbest radikale sebep olan, verimsiz çalışın ETZ'lerdir. Tekrarlayalım:

Mitokondrilerin asıl bozulma sebebi, yiyeceklerden enerji elde edilişi sırasında normalden fazla serbest radikal üreten ETZ'lerdir.

ETZ'ler mitokondri iç zarı üzerindedir dedik. 5 kompleksten oluşurlar. Yiyecek elektronlarını oksijenle yakarlar. Elektronların gücü ile protonları, zarlar arası boşluğa gönderirler. Protonlar 1, 3 ve 4. komplekslerden zarlar ötesine atılırlar. Sonra 5'ten geri şelale gibi akarak enerji oluştururlar. Buraya kadar tamam.

Gelelim enerji üretme işindeki sorunlara...

Enerji bedeli: Hiçbir yemek bedava değildir!

ETZ makinası hiçbir zaman % 100 verimli değildir. En ideal durumda da zaten % 0.04 ile % 4'lük bir kaçak olur. Bu kaçağın adı serbest radikaldir. Ancak sistem bunu temizleyebilir. İşte bu kaçak yüzdesinin temizlenebilecek kapasiteden fazla artması hastalıkların temelidir. Kronik dejeneratif hastalıkların tamamı ve yaşlanmanın kendisi de artan serbest radikal ve artan hasarlı mitokondriyle birlikte gelişir.

Kural: Serbest radikalin vücuttaki en büyük kaynağı mitokondrinin ETZ'sidir.

Yanlış beslenme ile ETZ'de normalden daha çok serbest radikal oluşmasının sebeplerini anlamak için, önce normalde nasıl oluştuklarına bakalım.

Serbest radikaller nasıl oluşur?

Normal durumda da ETZ komplekslerinde serbest radikal üretilir. En çok üreten istasyon **ilk istasyon Kompleks 1'dir. En çok serbest radikal bu istasyondan çıkar. Kompleks 1, maalesef en çok kullanılan yoldur. Karbonhidratların çoğu bu yolu kullanır. Özellikle basit karbonhidratların tüketildiği yemeklerden sonra bu yol çok yoğun kullanılır.**

Kompleks 3, 1'e nazaran daha az serbest radikal çıkarır.

Kompleks 2, serbest radikal yapmaz. Küçük bir komplekstir. Amacı ekstra elektron sağlamaktır. Eğer karbonhidrat yemiyorsak yağlar buradan sisteme girer ve enerjiye dönüşürler. Ortada karbonhidrat yoksa ve açlık durumunda vücut kendi depo yağlarını yakmak için bu yolu kullanılır. Açlıkta serbest radikal üretiminin nasıl azaldığını da buradan anlayabiliriz.

Kompleksler üzerinden elektron akışı doğru hızda ve seri halde yapılamazsa serbest radikaller oluşur. Çünkü protonları zarın diğer tarafına atacak enerji bulunamaz. Bu olmasın diye elektronları kompleksler arası taşıyan iki yardımcı vardır. Kompleks 1 ve Kompleks 2'ye gelen elektronları Kompleks 3'e aktaran, çok tanıdığımız molekül olan Koenzim Q10'dir.

Koenzim Q10 hakkında pek çok şey duymuş, okumuş olduğunuzu tahmin ediyorum. Ama aslında anlatılmak istenen Koenzim Q10'un ETZ'de elektronları Kompleks 1 ve 2'den aldığı ve onları 3'e aktardığıdır. Yaptığı iş budur. Koenzim Q10 olmadan bu elektron akışı ve dolayısıyla enerji oluşumu olamaz. Koenzim Q10'un elektron zincirinin kibriti olduğunu söyleyebiliriz. Olayları ateşler!

CoQ10 ile Kompleks 3'e gelen elektronları Kompleks 4'e taşıyan başka bir taşıyıcı vardır. Buna da **Sitokrom C** denir.

Koenzim Q10'un adını çok duyduk ama Sitokrom C taşıyıcısının adını pek duymadığınızı tahmin ediyorum. Oysa çok önemli bir iş yapar. Sitokrom C aslında bir dimerdir. Hani avizenin ışığının az veya çok olması için elektriği kısan veya açan elektrik düğmeleri var ya işte onlar gibi bir dimerdir. ETZ'deki elektron akışını gerekirse kısan düğmedir.

Normal miktardan fazla serbest radikal oluşuyorsa enerji üretiminin tamamen kapanmasını sağlayan düğmedir.

Demek ki ETZ zincirinde enerji üretimi çok sıkı kontrol altındadır. Ortalıkta verimsiz enerji üreten bir ETZ var ise Sitokrom C bunu kapatır. Böylece vücudu bir miktar korumaya alır.

Ama şöyle de bir durum var: Yaşlılıkta eskiyen mitokondrilerle ve yanlış beslenmeyle ETZ'den o kadar çok serbest radikal kaçağı olur ki artık bu lokal santral kapatma işi olayı çözemez olur. O zaman çözüm tüm hücrenin devreden çıkarılmasıdır. Bu yüzden giderek azalan sayıda hücrelerle hayata devam ederiz. Yaşlılık aslında sayıları azalmış ve kötü çalışan eski püskü hücrelerle kalakaldığımız halimizdir. Sağlıktaki amaç aynı hücreyi en yüksek verimle en uzun süre kullanabilmektir. Bunun için akıllı çözüm ETZ elektrik santrallerini yani mitokondriyi korumaktır.

Bizler canlılığımızı, yiyerek aldığımız enerjiyle sürdürürken neden enerjisiz hissederiz? Sabah kalktığımızda bile yorgun hisseder, gün boyu bedenimizi zorla oradan oraya sürükleriz. Belki de kronik yorgunluk sendromu, tükenmişlik sendromu veya fibromiyalji gibi bir teşhis bile aldınız. Ya da sadece depresyon denildi. Bu durumun tek bir çözümü var: Enerji üreten santralleri güçlendirmek!

ELEKTRİK ALAMIYORUM!

Sitokom C aracılığıyla ETZ santrallerini kapattıran ilk suçlu çok yemek yemektir.

Kullanabileceğin ATP'den fazla yedikçe elektronlar artık ATP olamaz, elektron akışı durur, serbest radikal kaçağı artar. Sitokrom C de santrali kapatır. Siz de yer ama yorgun hissedersiniz. Yemekten niye enerji bulamadığınızı sorgularsınız. Yemekten sonra uykunuzun gelmesine şaşarsınız. Az yeseniz bile kilo alırsınız! Şikâyetler tanıdık ama nerede yanlış yaptığımızı bulabilmek için işin temelini öğrenmek şart. O yüzden buraya kadar olan her şeyi özetlemem gerektiğini düşündüm. Belki bir anda kendinizi lise son sınıfın blok kimya dersinde gibi hissetiniz ama bu kadarcık sıkılma size sağlık ve uzun bir ömür olarak dönecek! Bana güvenin... Özeti okumaya başlayın...

Yiyeceklerden gelen glikoz, önce glikolizle pirüvata sonra mitokondri matriksi TCA siklusunda NADH'daki elektrona döner.

Elektronlar ile mitokondri iç zarı üzerindeki ETZ'ye geçer.

Kompleks 1-2-3 ve 4'teki oksijene kadar ilerler.

Aynı anda elektron akışından kazanılan güçle zarın diğer tarafına Hidrojenin protonları atılır.

Kompleks 5, protonların şelale gibi aşağıya geri aktığı yerdir. Bu akış gücü ATP motorunu döndürür.

ATP motoru her dönüşte ADP'ye fosfat ekler ve ATP oluşur.

Tamam, hatırlatma bu kadar.

DÖNGÜLER VE ZAMANIN AKIŞI

Hatırlatmayı, tüm bu olayların belli bir hızda, akış ve döngülerden ibaret olduğunu zihnimize iyice yerleştirelim diye yaptım. Bu *döngü*ler belli bir oranda olmalıdır. Ama asla durmamalıdır.

TCA sürekli döner.

NAD/NADH sürekli birbirine döner.

ATP motoru sürekli döner.

ADP/ ATP sürekli birbirine döner;

Tüm bu döngülerdeki amaç ETZ'deki elektron akış hızını sabit tutmaktır.

ETZ'de elektronlar sürekli akar. Bu akışın hızı yavaşlarsa yaşlanırız. Hızlı ve dengede kalırsa genç kalırız!

Hatta zamanın göreceliği bile kanımca bu akışta gizlidir. ETZ'deki elektron akışı ışık hızında olsaydı o zaman bizim için zaman olmazdı. Hız ne kadar ışık hızına yakınsa orada zaman yavaşlar. Kompleksler sağlamsa elektronlar ETZ'nin üstünde kuantum tünelleme denen atom altı bir yöntemle çok hızlı akarlar. ETZ'nin uzunluğu kısa olursa hız daha da artar. Elektron transport zincirinin boyunun uzaması (kötü beslenme ve yaşam şekliyle bu olur) hızı düşürür. Zincir 1 angustron uzasa hız %10 yavaşlar. Enerji üretimi düşer, serbest radikal üretimi artar. Yani yaşlanırız. Sözün özü ETZ yavaşladıkça yaşlanıyoruz!

Sporcuların kullandığı soğuk buz terapileri ETZ'nin boyunu küçültmek, elektronların kuantum tünelleme akışını hızlandırmak içindir. Bu şekilde enerji ve rejenerasyon sağlanır. Duş sonrası soğuk duş bu yüzden enerjik hissettirir. Böylece ETZ'deki kuantum dünyasının işleyiş hızı artar. Kuantum dünyası kurallarının işleyeceği ideal zemini hazırlamamak bize "zaman" olarak ödetilir. Zaten madde, kuantum dünyasından, yavaşladığı için kaçmış, yavaşlamış, katılaşmış ışıktır.

Mikrokozmoz olan hücrede tüm olaylar ya dönerler ya akarlar. Makrokozmoz evrende de her şey döner, her şey akar. Hiçbir şey durmaz. Atomların içindeki elektronlar da durmadan döner. Elektronlar bir atomdan bir atoma sürekli akarlar. Işık da akar, zaman da akar, gün de akar, gece de akar. Gezegenler döner, ay döner, dünya döner, galaksi döner, mevsimler döner, her şey akar, her şey döner. Duran bir şey yoktur.

Döngülerle inatlaşmamak gerekir. Gece gündüz döngümüzü korumak bundan sonra yapacağımız en akıllı iş olabilir. Sirkadiyen döngüler de zamana dairdir. Döngü hızlanırsa biyolojik zaman hızlanır, sona çabuk yaklaşırsın. Entropi erken kazanır.

Entropi nedir?

Entropi, evrendeki her şeyin bir tür dağılmaya, bir tür bozulmaya doğru gitmesi anlamına gelir. Evrensel bir kural olarak tüm olaylar entropiyi artırmaya yöneliktir. Kaçınılmaz kader anlayacağınız!

Canlılar için bu, çürümeye, ölmeye doğru gitmek demektir. Tüm canlılar evrensel entropiye doğru, bozulmaya doğru çekilirler.

Ama öte yandan canlı olan her şey de entropiye karşı savaşır. Yani yaşam entropiye karşı bir savaştır. *Bir canlı entropiye ne kadar direnebiliyorsa o kadar uzun yaşar. Hastalıklar entropiye karşı direnebildiğimiz sürece iyileştirilebilir. Yaşlılık giderek artan iç entropi, ölüm ise entropinin savaşı tam kazandığı durumdur.*

Maalesef entropi her zaman kazanır! Yani tüm canlılar ölür. Bizim sağlıklı uzun ömürden kastımız evrensel entropinin kazanmasını geciktirmektir. Sağlıklı yaşamak demek, zaten doğal halinde entropiye karşı çıkmak için çalışan sistemimize yardımcı olmaktır.

Entropiye karşı savaş enerji gerektirir. İşte bu enerji mitokondrimizin işidir. Enerji üretiminde akışın ve dönüşün olmadığı an entropi kazanır. Yani mitokondrilerde akış ve dönüş yavaşlarsa hastalıklar oluşur.

Şimdi bu dönüş ve akışlardaki sorunların nasıl her gün karşımıza çıktığına bakalım.

Bu bölüme not alabilirsiniz.

Yemek-hastalık ilişkisi

Nice balıklar vardır ki su içinde her şeyden emin boğazının hırsı yüzünden oltaya tutulmuştur.

– Mevlânâ –

Sağlıklı olmak için semazenlerin ahenginde bir oluş ve döngülerimiz olmalı.

Akış ve döngüler bozulursa kilo alırız. Bunu bozmayacak miktarda ve doğru zamanda yiyeceğiz ki akış ve döngüler sürsün.

Öte yandan;

* ETZ zinciri belli bir hızda olmalıdır.
* Elektronlar Kompleks 1'den Kompleks 4'e doğru belli bir hızda akmalıdır.
* Sonra protonlar zarlar arası boşluktan ATP motoruna belli bir hızda geri gelmelidir.
* Bu motorla kendisine bir fosfat eklenen ADP, ATP olduğu anda kullanılmalı, tekrar ADP'ye dönmelidir. Bu döngü sürmelidir.

Oluşan ATP'yi harcayamadık diye döngü bozulup ATP/ADP'ye dönüşemezse ne olur?

1- ATP üretimi derhal durur.

Maalesef fazla ATP diye bir şey yoktur. Eğer ATP yeterince hızlı kullanılmazsa ATP motoru durur. Bunun sonucunda ADP/ATP oranı hep belli bir oranda kalacak iken ADP artar, ATP azalır.

2- ATP oluşumunu durdurduk diye sorunu çözemeyiz. Çünkü eğer hâlâ yemek yiyorsak ETZ'ye elektronların girişi devam etmekte, ama onlar ATP'ye dönüşememektedir.

3- Sonuçta, elektronlar ETZ zincirinde birikir.

AMA akamaz. Geriye doğru göllenir!

İçlerindeki enerji çıkarılamaz. Oysa protonları zarın diğer tarafına atan elektronlardan sağladığımız enerjiydi. Enerji yoksa protonlar zar üstünde kalır. Zarın iki tarafındaki eksi (-) ve artı (+) farkı azalır. **Zardaki elektrik voltajı düşer. Halbuki bu voltaj hayatidir.**

Mantıken zincirin ucu akmadığına göre zincirin başı da duracaktır.

TCA'nın dönmesi de yavaşlayacaktır. TCA'ya giren pirüvat artık mitokondriye elektron gönderemez. ATP ihtiyacı olmadığına göre pirüvat trigliserit yani yağ olarak depolanır.

ATP çoksa ve kullanılmazsa sistem yediğini depolamaya yönelik sinyal düğmesine basar.

* **Buradaki mantıktan egzersizin faydasını görüyoruz. Egzersiz, ETZ'den çıkan ATP'yi harcamak demek oluyor.**
* **Az yemenin de faydalarını görüyoruz. Az yemek ETZ'yi boğmayacak kadar elektron demek oluyor.**

Çözüme, yani arzu edilen kiloya inme işine de döneceğim. Ve size söz, gerçekten yiyerek kilo almamanın formülünü de vereceğim ama güzellikten önce sağlık! Bu çok yemeler niye sadece kalçaya giden kilolarla bitmiyor, kilo ile beraber nasıl hastalıklar da geliyor önce onu bir öğrenelim.

Fazla yemek nasıl sadece kiloya değil sağlığa mal olur?

Niye yemeklerle hastalıkları birbirine bağlıyoruz? Tamam, farkındayım, biyoloji kimya dersine düşmüş gibisiniz ve onlarca sayfadır bu konuyu anlattık. Peki hâlâ mı konuyu bağlayamadık? Evet sevgili okurlar, hâlâ bağlayamadık. O yüzden okumaya devam! Neden çok yiyince iş tombik kalça ve göbekle bitmiyor ona bakacağız şimdi.

Öncelikle akış ve döngülere mecbur ve muhtaç olduğumuzu tekrar hatırlatayım. Şimdi detaylara girelim:

ETZ'ye çok hızlı elektron gelirse, henüz Kompleks 1 elektronunu diğer komplekse gönderemeden gelen yenisi akışı tıkar.

Normal olarak ETZ akışının sadece binde 4 ile yüzde 4'ü serbest radikal olarak oluşur. Akış tıkandığında veya yavaşladığında ise serbest radikallerin yüzdesi artar.

Elektronlar Kompleks 1'den Kompleks 4'e kadar zıplaya zıplaya sırasıyla giderlerse protonları da zarın öbür tarafına itecek kadar enerji çıkar. Bu olmazsa protonları öbür tarafa itecek enerji olmaz. Ortalık serbest radikal savaş alanına döner!

Üstüne üstlük protonlar zarın ötesine atılamayınca iç zarın üzerindeki **elektrik voltajı da düşer!**

Zar voltajının düşmesi ve ortalıktaki yığınla serbest radikal çok çok önemli bir şeye sebep olur: **Zarın parçalanmasına!**

Serbest radikaller dediğimiz moleküller en kolay olarak zarlara saldırırlar. Zaten ETZ de iç zar üzerinde olduğu için serbest radikaller önce oluştukları yere zarar verirler. Zarları oksitlerler, zarın bütünlüğünü bozarlar. Sapasağlam, geçirgen olmayan, vücuttaki en mühim zar dediğimiz mitokondri iç zarı parçalanırsa korkunç bir şeyin olacağının kokusunu siz de aldınız değil mi? Kitapta korku filmi efekti yaratmak mümkün olsaydı işte tam buraya koyabilirdik işte!

Sızdıran Mitokondri

Evet, bu an tam da korku filmi efektine ihtiyaç duyduğumuz andır. Dünyadaki, ister hastalıkların temelini araştırıyor olsun, ister yaşlanmayı engellemeye çalışıyor olsun gece gündüz demeden laboratuvarlarda ömür tüketen bilim insanlarının temel ilgi alanı işte bu zarın parçalanmasıyla oluşan olaylar zinciridir. Peki bu bilim adamları ve kadınları zarla ilgili neyi inceliyorlar?

Bu zarın üzerinde Sitokrom C isimli elektron taşıyıcı oldu-

ğunu söylemiştik. Zar serbest radikal hasarından parçalanırsa Sitokrom C mitokondriden dışarı sızar. Mitokondri, sızdıran mitokondri olur. Yani mitokondri zarının üstünde delikler açılır. Aynı bağırsağın sızdırması gibi.

Mitokondriden Sitokrom C dışarı sızdığı anda ise artık geçmiş olsun! *Hücre için geri dönüşsüz yol başlamıştır*. Sitokrom C sızmasından sonra hücre ölümden kurtulamaz. *Sitokrom C'nin sızması hücrenin intihar sinyalidir*. Bu apoptoziste anlattığım olaydır. Böylece kendini feda etme olan apoptoziste de mitokondrilerin sözünün geçtiğini görüyoruz.

FEDAKÂR MİTOKONDRİ!

Entropi çabuk kazanmasın diye, önce kendini, sonra bozulan tüm hücreyi gönüllü intihar kararına ikna eden, yerine entropiye direnecek taze hücrelerin gelmesini sağlayan da mitokondridir. Ne kadar etkileyici bir sistem değil mi? Bedeni en ideal koşulda en uzun süre yaşatmaya çalışan mitokondri yeri geliyor kamikaze pilotu gibi kendini bütünün hayrına feda ediyor!

Kanser hücresi ise entropiden kaçabileceğini sanır. Apoptoz yapmaz. "Ben niye ölecekmişim?" der! "Bana ne bütünden!" der. Bencildir. Çoğalır, güçlenir ama en sonunda içinde var olduğu canlının tamamını da tüketerek kendi sonunu hazırlar!

Sağlıklı hücreler ise bütünün hayrı için gerekirse kendilerini feda ederler.

Daha önce anlattığım gibi bazen apoptoz gerçekleştirilemez. **Apoptoz olamamış ama işte yukardaki gibi sızdıran mitokondri durumunda kalmış hücrenin yaşadığını da bir tür kronik inflamasyon olarak tanımlayabiliriz.**

İşte gecesini gündüzüne katan bilim insanlarının yaptığı onca çalışmanın konusu budur. Peki, hasarlı hücre intihar edemez de sızdırır halde kalırsa ne olur?

- **Ya kronik hastalık**
- **Ya da kanser.**

Özet:

Fazla yer, döngünün ve akışın hızını geçersek, hücreye aralıksız olarak yiyecek gönderirsek sonuç olarak;

* Serbest radikaller artar.
* Zar voltajı düşer.
* Zar parçalanması ilaç sızdıran mito olur.
* Sitokrom C sızar, hücre intihar kararı alır.
* Beceremezse de kronik hastalıklara, inflamasyona ve kansere yol açan başlangıç olayları oluşur.
* Bildiğiniz, bilmediğiniz tüm hastalıklar işte böyle başlar.

Özetin özeti:

* ETZ hep akmalıdır.
* ATP/ADP döngüsü hep dönmelidir.
* NAD/NADH hep dönmelidir.
* TCA hep dönmelidir.
* Bunlar akmaz ve dönmez ise başımız büyük belada demektir.

Galaksiyi yemek / Yemek yemenin felsefesi

Bu bölümü bitirmeden neden yediğimiz konusuna küçük bir ekleme yapmalıyım.

Aslında büyük resme bakınca biz neden yiyoruz biliyor musunuz? Biz galaktik enerjiyi içimize almak için yiyoruz! En basit açıklamayla, güneşle fotosentez yapan bitkileri ve bu bitkileri yiyen hayvanları yemenin dolaylı olarak güneş ışığını yemek olduğunu sezebiliyorsunuzdur artık.

Fotosentez bizim mitokondride yaptığımızın tam olarak tersi olan bir işlemdir. Güneş ışığı enerjisi bitkinin ETZ'sinde topraktan emdiği sudan gelen hidrojenin elektronlarını protonlarından ayırır. Aynı bizim gibi.

Işığı tutan kloraplast hücresi bitkinin mitokondrisidir. Kloroplast hücresi zarı üzerinde proton gradienti oluşturur ve ATP ve glikoz üretir. Aynı bizim gibi.

Bitki bunu yaparken karbondioksit alır, oksijen verir ve biz tam tersini yaparız. Fotosentez ve insanın ETZ'deki oksididatif fosfarilasyon denen durumu birbirinin tam tersidir.

Yani en basit tanımla, biz bitkiler ve bitkileri yiyen hayvanlar aracılığıyla güneş ışığını alabilmek için besleniyoruz. Evrenin entropisine direnecek gücü güneşten alıyoruz. Kaos kazanmasın diye ve düzeni (order) korumak için enerji lazım. Biz organizmadaki düzeni korumak için yiyoruz.

Gerçek enerji kaynağımız güneş olduğu için de içinde güneş ışığı olmayan işlenmiş gıdalardan yaşam enerjisi alamıyoruz!

Ne kadar basite indirgemek istesem de sistemin çok yönlülüğü elimi kolumu bağlıyor.

Buraya kadar çok yemenin olumsuz sonuçlarını gördük.

Sırada ne var derseniz, fazla yemesen de kötü besinlerle kolayca nasıl kilo alıyorsun ve hastalıklar nasıl başına bela oluyor onu anlatacağım.

Bu bölüme not alabilirsiniz.

Sağlıksız beslenmenin "diyeti"

Azıcık aşım
kaygısız başım

– Atasözü –

Bir önceki bölümde ne kadar yemeliyiz sorusuna cevap aradık. Bu soruya verilen klişe bir cevap vardır, çok duyarsınız: Beslenmede gıda miktarı kişiye özeldir. İhtiyacı cinsiyete, yaşa, aktiviteye, hastalığa göre değişir...

Bu genel ifadeler doğrudur. Ancak amacım moleküler düzeyde beslenme biyokimyasını anlatmak olduğuna göre yukarıdaki cümleleri sorulara cevap diye buraya bırakıp bu kitabı öylece terk edemem.

Ne kadar yemeliyiz sorusunun cevabını zaten aldık sayılır.

Bildiğimiz üzere ürettiğimiz ATP'yi tüketebildiğimiz kadar yiyeceğiz.

ATP'yi kullanamazsak yemeye devam etmeyeceğiz.

ADP/ATP döngüsünü koruyacak yiyeceğiz.

Elektronların ETZ'de geriye göllenmesini engelleyecek kadar yiyeceğiz.

Bunları yapmazsak:

* ETZ durur;
* Proton pompası durur;
* Zar voltajı düşer;
* Serbest radikal bolluğu olur;
* Zar parçalanır;
* Sızdıran mitokondri olur;
* Sitokrom C dışarı sızar;
* Hücrenin geri dönüşsüz ölüm sinyali çalar;

* Hücre ya ölür
* ya da seni hasta eder.

Demek ki günlük dildeki ifadelerle bu bahsettiğimiz biyokimya bilgilerini bağlarsak, en basit anlatım:

Az yemek ye ve hareket et!
olarak özetlenebilir.

Zaten yapılan tonla çalışma sonucu hekimler şu konuda hemfikirdir: Bilimsel olarak ispatlanmış, ömrü uzatan beslenme, günlük kalorinin azaltılması şeklindedir. Yani "Az yersen uzun yaşarsın" cümlesindeki bilgelik önceki sayfalarda anlattığım o biraz sıkıcı biyokimya yüzündendir.

Hareket etmenin de önemine vurgu yapmayacak hekim yoktur. Hareketin hastalıklardan korunmada, ömrü uzatmadaki marifeti önceki sayfalarda da yine biraz sıkıcı ama faydalı biyokimyasal bilgilerde gizlidir.

EN BASİT AÇIKLAMAYLA akış ve döngülerin aralıksız sürmesini sağlayacak kadar yemeli ve hareket etmeliyiz!

Şimdi ne kadar yemeliyiz sorusunun cevabını kilo almak, obezite, diyabet, insülin rezistansı gibi merak ettiğimiz meselelerle anlatalım; bu kısımda da biyokimyasal ifadeler var ama kitabın burasına kadar geldiyseniz zaten aşinalık kazandınız diye düşünüyorum. Anlattığım her şeyi kolayca (tamam aşırı kolay değil ama çalışkan okurlar olduğunuzu biliyorum) kavrayacağınıza eminim. Evet, lafı uzatmadan kilo konusuna geri dönüyorum.

ÇOK YEDİĞİN İÇİN Mİ KİLO ALIRSIN?

Kilo konusunda en çok suçlanan, her hekimce yenmemesi önerilen **basit karbonhidratlar** dediğimiz işlenmiş un ve şekerli gıdalarla meseleyi anlatmaya başlayalım. Bakalım nasıl oluyor da bunlar suçlu listesinde hep başa oynuyor.

Adı üstünde basit karbonhidrat! Basit karbonhidrat nedir? Komplike yani kompleks karbonhidrat nedir?

Şudur; eğer doğal halindeki durumundan işlenerek uzaklaştırılmış, sindirimi uzun sürecek büyük ve bütün halinden fabrikada yarı sindirilmiş, küçük parçalara ayrılmış hale getirilmişse ona basit karbonhidrat diyelim. Mesela un ve şekerin orijinali nedir? Birininki buğdaygiller veya baklagiller, birininki pancargiller.

Bu bitkileri orijinal haliyle yersek onları sindirmek çok zaman alacaktır. Mideden bağırsağa, oradan karaciğere derken sindirilip kana geçene kadar epey bir zaman geçecektir. **Yani ağızdan koyduğun ile hücreye gelen glikoz arasındaki süre uzayacaktır.**

İlk tespitimiz demek ki şu: Hız bir sorun!

Karbonhidratlar doğal hallerinde değil işlenmiş iseler kana hızlı karışır ve hücre kapısına hızlı dayanırlar.

Bu karbonhidratlarla ilk derdimiz hız. Peki hız niye bir dert?

Birkaç sayfa önce öğrendik ki akış ve döngü belli bir oranda, belli bir hızda olmalı. **ETZ'nin üzerindeki elektron akış hızından hızlı gelen yiyecekler az da yesek çok yemişiz gibi elektron transport zincirini boğarlar.** ETZ'de elektronlar tıkanır, akmaz. Elektronlar akmazsa protonlar zarın ötesinde tutulamaz, serbest radikal artışı olur. ETZ giderek yavaşlar ve tamamen durur. Hücrenin mitokondrisinden ATP üretmek imkânsızlaşır.

Biz halen yemeye devam edersek ETZ'ye giremeyen elektron taşıyıcı NADH ve FADH2'ler TCA'da kalır, trigliserite yani kan yağlarına dönerler. İşte bu yağlar bizim kilolarımızdır.

Bir yandan trigliseritler oluşurken, bir yandan da mitokondriye geçemeyen pirüvat glikolize geri döner. Glikozun oksijensiz yanması ile glikolizde pirüvatın sonu laktik asittir. Hem laktik asit yorgunluk sebebidir hem glikolizde zaten çok az enerji üretilir.

Demek ki basit karbonhidrat yediğimizde ETZ'yi tıkar, mitokondriyi bozarız. Az yesek de hem kilo alırız hem de enerjisiz kalırız. Yeriz ama yorgunluk hissederiz.

YAKITIN ÇÖPÜ ÇOK!

"Basit karbonhidrat yemeyin" önerisindeki ilk manayı kavradık. Kana hızlı karışırlar, az yesek bile mitokondri kapısına çabucak dayanırlar. Harcadığımızdan daha fazla hızda yüklenip ETZ'de akışı tıkarlar. Tıkanma sonucu oluşan serbest radikallerden ETZ yavaşlayınca bu tip yakıtlar ATP olamayıp mecburen yağa döner. Kilo kolaylıkla artar. Enerji modeli laktat çöpü oluşturma yoluna (glikoliz) geçtiği için de yorgunluk hissederiz.

Az yeriz, kilo alırız ve yoruluruz.

Karbonhidratlar için şimdi bir başka ayrıntıyı hatırlayalım: Karbonhidratlar ETZ'ye ilk istasyon olan Kompleks 1'den giriyorlardı. *Kompleks 1 en sık serbest radikal oluşturan istasyondur*. Hemen ETZ yavaşlar. Yani bu tip yakıtın çöpü çoktur!

İşlenmiş basit karbonhidratların (unlular, şekerliler, tatlılar, içecekler, hazır früktoz şuruplular vs) diyabetten Alzheimer'a, tiroitten romatizmaya, migrenden kansere kadar tüm hastalıklarda etken olmaları bu mekanizmaya dayanır. Çöpü çok yakıtlardır. Az yeseniz de çöp çıkarırlar.

Sağlıklı yağlar Kompleks 2'den girerler ve daha az serbest radikal sebebidirler.

Tam şimdi kritik ayrıntıyı da üstü fosforlu olarak yazalım. Eğer ortalıkta Kompleks 1'den girecek, özellikle basit karbonhidratlar var ise ne kadar iyi yağ yerseniz yiyin Kompleks 2'den giren yağlar enerjiye dönüşemez! Yine depoya giderler. **Neden?**

* Çünkü Kompleks 1'den girenlerin daha hızlı ETZ'yi ele geçirmesi söz konusudur. Çünkü survival mekanizma önce glikozu yakmak ister. Glikoz ucuz yakıttır. Mesela zeytinyağı için iyi yağ

denir. Ama zeytinyağının yanında sebze yerine basit karbonhidrat yerseniz çabucak oluşan glikoz Kompleks 1'den hızla girerek zeytinyağının enerji için kullanılmak yerine trigliserit olarak depolanmasına sebep olur. Yani basit karbonhidratla beraber yağ yemek akıllıca bir fikir değildir.

* Ayrıca önemli bir ayrıntı olarak, basit karbonhidratları fazla yiyerek mitokondri zarlarını serbest radikallerle bozduğunuzda, yağları yakılsın diye mitokondriye zarlar üstünden taşıyan karnitinin çalışmasını da zorlaştırırsınız. Karnitin zardan yağları taşıyamazsa yağlar yakılamaz.

Sözün özü:
Sonuçta yağları enerji için kullanmak istiyorsak onların yanına basit karbonhidrat koymayacağız!

Bitkiler, içlerindeki antioksidanlarıyla bir yandan enerji verirken bir yandan zaten çöp temizleyicidirler.

Kompleks karbonhidratlar (baklagiller, kuruyemişler, lifli tohumlar vs aslında işlenmemiş haliyle bitkiler) sindirilmeleri uzun sürdüğünden ETZ kapısına hızlı dayanamazlar. Yüksek ısıya maruz kaldıklarında (çok pişirme, kızartma vs) ise kapıya dayanma hızları artar. Az pişmiş, pişmemiş ve soğuk olmaları tercih sebebidir.

Hazır mısır şurubu çoğunlukla kolay parçalanan fruktoz içerir. Meyvedeki fruktoz bu kadar kolay parçalanmaz ve meyvenin lifi kana geçişini yavaşlatır. Dolayısıyla meyve fruktozu ETZ'nin kapısına koşarak dayanmaz. Ama hazır mısır şurubu *hızlı*ca ETZ'nin kapısına dayanarak sorun yaratabilir.

İNSÜLİN REZİSTANSI: DÜNYANIN HENÜZ ÇÖZEMEDİĞİ KONU

Fazla miktarda basit karbonhidratlı beslenmenin yarattığı obezite ve diyabet konuları hakkında daha fazla konuşmalıyız.

1. Bu gıdaları kana hızlı karıştıkları için ETZ'nin akışını tıkamakla suçlamıştık.
2. En fazla serbest radikal üreten Kompleks 1'i kullanarak ETZ'ye girdiklerini de belirtmiştik.

Bu iki sebepten ETZ'yi bozarlar. Bunun sonucu bir tür boğulmadır çünkü ETZ oksijenin kullanıldığı yerdir. ETZ'yi kullanamıyorsak oksijeni de kullanamıyoruz demektir. Diyabetteki Hemoglobin A1C testi ve açlık insülin değerlerinin yüksekliği hücresel düzeydeki bu hipoksinin işaretleridir.

Mitokondrinin oksijenli solunumu adı verilen bu işlem adı üstünde solunumun olduğu yerdir. Oksijenin doğru kullanılamadığı yerde oksijen serbest radikalleri oluşur. Bunlar çoğaldıkça sadece mitokondriye değil hücrenin geri kalanına da zarar verirler. Serbest radikaller öncelikle zarlara hasar verirler. Mitokondri zarlarında başlayan hasarlanma hücrenin dış zarına kadar uzanır. Hücrenin antioksidanlarının temizleyeceğinden fazla olan serbest radikaller mutlaka bir yere saldıracaklardır. Hücrenin dış zarı da serbest radikal hasarına uğrar. Bunun tıpçası lipit peroksidasyonudur. Yani zarın içindeki yağların okside olması. Okside olmanın Türkçesi paslanmak tıpçası da elektron kaybetmektir. Tersi redükte olmaktır. Yani elektron kazanmak. Serbest radikallerin yaptığı iş okside etmek, antioksidanların yaptığı iş redükte etmektir.

Hücrelerde oksidasyon-redüksiyon olayının redoks dengesi olarak belirtilen bir oran vardır. Redoks dengesi bozulursa önce zarlar zarar görür.

Elektronlarını serbest radikallere kaptırarak okside olan hücre zarları hücre dışı ile iletişimde zorlanırlar. Çünkü elektron kaybı bir tür sağırlık getirir. Hücre zarı üzerindeki elektrik voltajı değişir. Tıpkı mitokondri iç zarındaki gibi voltaj düşer. Bu değişiklik hormonların da hücreyle haberleşmesini bozar. Hücrenin dışındaki hormonlar hücre ile bu zar üzerindeki reseptörleriyle iletişim kurarlar. İnsülin de hormondur. O da böyle iş yapar. Okside zarda, insülinin emirlerini reseptörü duymaz. İnsülinin hücre üzerindeki yaptırımı azalır. İnsülin rezistansı denen durum işte buna benzer bir şeydir. İnsülin rezistansı tabiri aslında paslanmış hücre zarlarını anlatır. Ayrıca İnsülin ve insülin reseptörünün etkileşimi çok enerji isteyen bir iştir. Hücrede ATP üretimi azalınca yeterli enerji bulunamaz.

Bu olaylar silsilesiyle kitabın başından şu ana kadar anlatılan her şeyin geldiği son yer burasıdır: İnsülin rezistansı!

İnsülin rezistansı sayısız hastalığın başlangıç işaretidir. Bana göre insülin rezistansının anlattığı şey enerji üretiminin hatalı olduğu, üretim sırasında çok çöp çıktığıdır.

Dolayısıyla enerjiyle dönen tüm metabolik olaylar bundan etkilenecektir. Bu sebepten her taşın altından insülin rezistansı suçlu olarak çıkar.

Kilo verebilmek için, yemekten sonra tatlı krizine girmemek için, çok sık acıkmamak için, kolay kilo almamak için insülin rezistansını düzeltmek gerekir. Bu şikâyetler sizde var mı? Bir düşünün bakalım.

Ya da duygu durumunuz nasıl, bir yoklayın. Regl öncesi duygusal iniş çıkışlar, anksiyete, beyin sisi denen durum yaşanıyorsa, sık unutma başladıysa, çözüm beyne giden şekeri azaltmak, beyin hücrelerinin de insülin rezistansını kırmaktır!

İnsülin rezistansı olmak istemiyorsan:

* Tüketebileceğin kadar ATP üret.
* ADP/ATP döngüsünün hızından fazla yeme.
* ETZ akış hızını tıkayacak gıdaları yeme.
* Yersen; her yediğin trigliserit yani kilo olarak depolanacağı gibi yediklerin hücre zarlarını oksitleyip sağırlaştıracak.
* İnsülin giderek yükseleceği için durmadan acıkacak, tekrar yemek yiyeceksin.

Bu son cümle herkese tanıdık geliyor, değil mi?

İnsülin rezistansı sadece bir diyabet konusu değildir. Hücrenin enerji metabolizmasının teklemeye başladığının işaretidir. **Besin seçimlerimiz ve sirkadiyen ritmimize uygun olamayan saatlerde yemek yememiz sebebiyle hepimizde insülin rezistansı**

sorunu hızla artmaktadır. Artık çocukların ve gençlerin de insülin rezistansı olduğunu görüyoruz. Nerdeyse insülin rezistansı olmayan yok gibi. Modern hayatın belki de bize en büyük "hediyesi" insülin rezistansı. Buradaki hediye kelimesini ironik kullandığımı anladınız elbette!

İnsülin rezistansının moleküler sebebi olan hücre zarı lipid oksidasyonunu yapan serbest radikallerin en büyük kaynağı vücut içinde mitokondrilerdir. Bunu tetikleyen de işlenmiş gıdalardır ama modern hayat sadece hazır gıdalar üzerinden değil başka şekillerde de bize serbest radikal yolluyor. Çevresel toksinler, stres, yaşam şekli hataları sebebiyle de oksitleniyoruz. Yani içerden olduğu kadar dışardan da serbest radikal hasarına uğruyoruz.

Yine de serbest radikal ifadesini her duyduğumuzda enerji metabolizmasındaki hataları akla getirelim. Bunun ilk göstergesi olan insülin rezistansı, polikistik overde de vardır. Metabolik sendromda da insülin rezistansı vardır. Kalp hastalıklarında da insülin rezistansı olabilir. Karaciğer yağlanmasında da insülin rezistansı vardır. Obezitede, diyabette insülin rezistansı vardır. Alzheimer'da da insülin rezistansı vardır. Pek çok kronik rahatsızlık insülin rezistansı ile beraber ilerler.

Öyle görünüyor ki insülin rezistansı hücresel dejenerasyonun başlamasının laboratuvarda ölçülen ilk adımıdır. **İnsülin rezistansı olduysa o hücrenin mitokondrisinde işler iyi gitmiyor demektir.**

İNSÜLİN REZİSTANSINDA TEDAVİ SEÇENEKLERİ

İnsülin rezistansı için ilk tedavi seçeneği olarak önerilen metformin içerikli ilaçlar uzun yıllardır kullanılır. Yaptıkları şeyi çok merak edip okumak isterseniz medikal açıklamalarda şu ifadeler geçer:

- Kompleks 1'e giren elektronları azaltır (az yemişsiniz gibi olur).
- İçinde AMP harfleri geçen bir sistem üzerinden çalışır.

AMP nedir?

AMP Adenozin mono-tek-fosfattır. ATP'nin tek fosfata düşmüş hali.

ETZ yanlış gıdadan tıkanıp durunca, ADP'ler ATP'ye dönemeyip biriktiğinde vücut acil enerji durumları için iki tane ADP'yi bir araya getirir. Bunlardan üç fosfatlı bir ATP yapar, kalan o tek fosfatlıyı da AMP yani adenozin monofosfat olarak ortada bırakır.

ADP+ADP=ATP+AMP

Bu şekilde ADP'ler azalıp ATP olur ama AMP artar.

Yani hücrede ileri düzey enerji ürerim hatalarında AMP artar.

AMP varlığı, hücrede enerji eksikliğinin alarmıdır. Vücudun daha çok yemek isteğini artıran bir sinyaldir. Dolayısıyla diyabet ve insülin rezistansı için kullanılan ilaç metformin, bu AMP üzerinden etki eder.

AMP'nin ortalıkta bol olması *mTOR* denen bir yaşlanma yolunu çalıştırır. "mTORu engelleyici ilacı bulan ömrü uzatmayı başaracaktır" gibi sloganlarla tıbbi başlıklar gördüğünüzde olaya yabancı kalmamamızı isterim. Kanserle ilgili mekanizmalarda da mTOR aktivitesini bloklamaya yönelik çılgın sayıda çalışma vardır. Görünen o ki AMP ve mTOR yolu temel baş belalarıdır.

Bu yol, mTOR yolu ilkelleşen hücreye ait sinyaldir. Mitokondri hasarlanınca ortalıkta artan AMP'leri, çekirdekteki DNA görür. Çözüm olarak metabolik değişikliğe=metabolik shift'e gidilmesini emreder. Mitokondrinin çalışamadığını anlatan AMP'ler sebebiyle azalan enerjiyi karşılayabilmek için glikolizle oksijensiz enerji üretimini başlatır ki hücre hayatta kalabilsin. Bu sinyal, mTOR sinyali hücrenin laktik asitle biten fermantasyon yöntemi ile enerji ürettiği yönteme geçmesinin sinyalidir. Üst canlılar olarak bu yöntem bize uzun süre yeterli enerjiyi sağlamaz. Ancak geçici süre için bu yola başvurulur. Metformin bir etkisiyle AMP yolunu ve mTOR sinyalini azaltmış olur.

Metforminin asıl yaptığı Kompleks 1'den giren karbonhidrat miktarını azaltmaktır. Ancak yan etkilerini okursanız, az da olsa laktik asit artışı olarak bir yan etkiden bahsedilir. Prospektüs meraklısı okuyucular bunu hemen hatırlayacaklardır. Çünkü Kompleks 1'e elektron sokamayınca metformin de laktat yolunu tetiklenmiş gibi olur.

Hem eskisi gibi basit karbonhidratları bolca yiyeceğim hem metforminle bu işi çözeceğim diyorsanız, bu iş %100 garantili değildir. Metforminin etkileri 30 yıldır sayısız pubmed çalışmasında anlatılmıştır. Metforminler halen insülin rezistansında ilk seçenektir. Metformin yaygın olarak güvenle kullanılır.

Daha da basite indirgemek için beslenme konusunu bir de yakıt ve egzoz analojisi ile anlatayım:

Arabanın motoruna (mitokondri) koyduğun yakıt boruları tıkıyor (ETZ). Bir de motor tam harlı yanmayıp (oksijen kullanılamıyor) duman çıkararak (serbest radikaller ve laktat) isli yanıyor.

Bir iki kilometre böyle idare edilebilir elbette ama işler ilerlediğinde hücrenin içi intihar edecek kadar serbest radikalle dolar. Arabaya yeni bir motor gerekir. Arabayı çalıştırmakta, deposuna kötü yakıt koymakta ısrar edersek artık arabanın kaportası bile eskimeye başlar (kaporta=hücre zarı).

Şimdi gözünüzde sıfır kilometre, boyası gıcır gıcır bir otomobil canlandırın; yanına da terk edilmiş, eskimiş, paslanmış bir otomobil koyun. İşte genç ve yaşlı hücreler böyle görünür.

Gıcır gıcır kalmak için ne kadar ve neden yiyeceğimizi öğrendik.

Şimdi kısmen cevapladığım ama bu kitabın gerçek yazılma amacı olan kritik soruya tekrar geldik.

Bu bölüme not alabilirsiniz.

3. N:
Ne zaman yiyeceğiz?

Yerken tabağına değil saatine bak.

– Dr. A. Ç. –

Kitabın en başından itibaren sirkadiyen ritme uygun yemek zorunda olduğumuzu detaylıca anlattık. Sirkadiyen hormonların gece ve gündüz farklı etkilerde olduğunun altını çizdik. Şimdi de enerji santralimiz mitokondrilerin nasıl sirkadiyen saatle çalıştıklarına bakalım. Daha çarpıcı olsun diye taa 2004'te anlaşılan, mitokondriye ait iki sirkadiyen ritimden ve bunun zamanlarından bahsetmek iyi bir fikir olabilir:

* **Koenzim Q10 gündüz saat 15:27'de en yüksek, gece saat 22:00'de ise en düşük aktivite zamanındadır. Koenzim Q10 neydi? Elektron transport zincirine, karbonhidratlardan Kompleks 1'e, yağdan Kompleks 2'ye gelen elektronları alıp Kompleks 3'e taşıyan, ATP oluşturan, yediğimizi yakmamızı sağlayan bir taşıyıcı idi.**
* **Yine elektron transport zincirinin ilk istasyonu olan ve karbonhidratları yakan Kompleks 1'in maksimum aktif olduğu saat sabah 09:02 ile 14:22 arasıdır. Minimum aktif olduğu saat ise 16:21'de başlar.**

Sadece bu iki bilgiyi yan yana koyduğumuzda bile resim ortaya çıkıyor: **Ne zaman yemeği yakıp ATP'ye çevirebileceğimizi, ne zaman ATP yapamayıp kilo alacağımızı anlamış oluyoruz. Değil mi?**

Elbette fazla ve yanlış zamanda yenen yemeğin bedeli sadece kilo değildir. Elektron transport zincirinin bozulması ile serbest radikal artışı ve sızdıran mitodur. Bunu daha önceki bölümlerde anlatmaya çalışmıştık. ATP kullanılmazsa üretim durdurulur, AMP/ADP/ATP oranları bozulur.

ATP üretimi ve ETZ arasındaki ilişkide aslında temelde üç seçenek vardır.

* Az yersen ETZ'ye az elektron girer, ETZ tıkanmaz, serbest radikal olmaz.
* Çok yersen ama hareket edersen üretilen ATP harcanır, yine ETZ geriye doğru tıkanmaz serbest radikal olmaz.
* Hem yersen hem de kımıldamıyorsan işte o zaman serbest radikal olur.

Bu bilgilere şimdi eksik son parçayı yani sirkadiyen ritmi de ekleyelim.

* Gece yersen az yesen de sorun olur. Çünkü gece biyolojik saat yemek için değil açlık için ayarlıdır.

Kompleks 1'in aktif olduğu saatlere baktığımız zaman *ne zaman yemelisin sorusunun* önemini görüyoruz. Kompleks 1 karbonhidratların ETZ'ye girdiği ilk istasyondu ama Kompleks 1'in asıl özelliği en çok serbest radikal üreten istasyon olmasıydı.

Kompleks 1 yaklaşık 17:00 itibariyle yani 16:20'lerden itibaren beceriksizleşmeye başlar. Özellikle 17:00 sonrası fazla gıdayla beslendiğimizde onu ATP yapmak yerine serbest radikal yapımına yönlendireceğimizi görüyoruz. **Özellikle mitokondri kapısına hızlı dayanan basit karbonhidratların kilo sorunumuzu ortaya çıkarmasa bile serbest radikal hasarı yapacağını görüyoruz. İşte bunun nedeni bu sirkadiyen ayarlama yüzündendir.**

Kilo almasak bile kısa dönemde anlaşılmayan ama uzun dönemde çeşitli hastalıklar olarak karşımıza çıkan bir zinciri çalıştırmış oluruz.

Akşamları mitokondriler karbonhidratları yakmaya dönük çalışmak istemediklerinden Kompleks 1'i yavaşlatırlar. Bu yine survivor yani hayatta kalma amaçlıdır. Gece enerji üreten sistem çalışsın istenmez.

Geceleri mitokondri sızdırmaları azalır.

Geceleri ETZ'ye yiyecek girişi azalırsa azalan serbest radikal üretimi sebebiyle mitokondrilerin daha redükte yani daha negatif voltajlı olmaları sağlanır. Redükte olmak okside olmanın tersidir.

Okside olma halinde eksi yük azalır, artı yük artar.

Redükte olma halinde eksi yük artar, artı yük azalır.

Gece boyunca serbest radikal azaldığından, mitokondri zarları daha fazla negatif voltajlı olacağından elektrik yükleri artacaktır. Bu sızdıran mito'yu azaltan iyi bir voltajdır. Gündüz ise serbest radikal sebebiyle bu voltaj azalır. Çünkü serbest radikaller mitokondri zarlarına zarar verir ve zarların sızdırma olasılığını artırır. Demek ki gündüz daha fazla mito sızdırması varken gece bu durum çok azalmıştır. Biliyoruz ki mitokondriden ne kadar çok sızdırma olursa o kadar hızlı yaşlanırız.

Mitokondrial sızdırmasa, bağırsak sızdırmasından kan-beyin bariyeri sızdırmasına kadar ilerleyebileceği için gece tüm sızdırmalar azalır. Yani tüm bariyerler-sınırlar tamir olur. Tabii biz yemez ve vaktinde uyursak!

Gece karbonhidratların yolu Kompleks 1 kapatılır ama gece boyunca da metabolizmadaki işler için enerji lazımdır. Bu enerji için depo yağlarımız kullanılır. İşte size uyurken zayıflamanın formülü!

Gece uykuda nasıl yağ yakarız?

Yiyeceklerden iki şekilde ETZ'ye elektron geliyordu:

1. NADH ile karbonhidratlardan gelen elektronlar
2. FADH2 ile yağlardan gelen elektronlar.

NADH Kompleks 1'den, FADH 2 Kompleks 2'den ETZ'ye girer.

Akşam saatlerinde Kompleks 1'in tembelleşmesindeki amaç Kompleks 2'den FADH2 ile yağ elektronlarının gelmesine fırsat vermektir.

Bu iki sebepten mühimdir.

1. Kompleks 2'den serbest radikal üretimi olmaz. Bu gece boyunca zaten antioksidanlarla serbest radikali temizleyecek olan hücreler için iyi bir şeydir.
2. FADH2 ile gelmesi istenen yiyeceklerle alınan yağlar değil vücudun kendi depo yağları olmalıdır. Gece açlığında vücut kandaki yüksek trigliserit gibi kan yağlarını ve istenmeyen iç organ etrafı yağları enerjiye çevirerek bunlardan kurtulmak ister.

İç organ yağlanması yani bel-kalça oranının artması olarak dışardan kolayca anlaşılan durum, bir tür endokrin hastalığı gibi çalışır. Bu yağlar inflamasyon yapan maddeleri salar.

Yapılan çalışmalar sonucu az yemekle uzun yaşam genleri SIRT'ın aktive olduğu bulundu. Gece yemek SIRT genlerini inaktive eder! Türkçesi gece yersen uzun yaşamı unut!

Ama ben bu çalışmalara ek olarak uzun yaşam genini aktifleştiren diğer şeyin Kompleks 2'nin çalışması olduğunu düşünüyorum. Kompleks 2'nin yağları yakan kompleks olması dışında başka bir özelliği daha vardır: Tüm ETZ komplekslerini yöneten Mito-DNA olduğu halde Kompleks 2'nin yönetimi çekirdek DNA'dadır.

Bununla ne demek istedim?

Mitokondrilerin kendi DNA'ları olduğunu söyledik ve bunların sayısı hiç küçümsenmeyecek kadar çoktur. Öyle ki mitokondrilerin DNA sayısı bizim çekirdek DNA'mızın 10-20 katı kadar fazladır.

Niye bu kadar çoklar? Çünkü mitokondriler gerektiği anda kendi kararlarını hızlıca kendileri almak isterler. MitoDNA, Kompleks 1, 3, 4 ve 5'e ait gerekli genleri taşır. Buraların kontrolünün ana DNA'mızla alakası yoktur. Ancak Kompleks 2'nin yönetimi ana DNA'dadır. Uzun yaşam genleri de ana DNA'dadır. Benim düşüncem, aç kalma sinyali olan, vücudun yağlarının yakılmaya başlandığı Kompleks 2 çalışması DNA'mızdaki hayatı uzatma genleri olan SIRT genlerini aktive eder.

Bu teorim oldukça akla yakındır. Yiyeceğin olmadığı kıtlık zamanlarını da düşünürsek yiyecek yoksa vücut yağları yakılmaya başlanır. Bu bir kıtlık var sinyalidir. Vücut ömrünü koruyacak genleri aktive ederek survivor yani hayatta kalma mantığını binlerce yıldır korumuştur.

Zaten sirkadiyen olarak çalışan DNA, akşam ışığın bitimi ile yemek bulmakta zorlanan, bir köşede aç sabahı bekleyen canlının gece kendi vücut yağlarını yakan moda geçtiğinden haberdar olur.

Gece ile beraber gereksiz yağları yakma, hem gece zaten kendini tamir eden metabolizma için temiz bir enerji olur (glikoz ise *dirty fuel* yani kirli yakıttır) hem de SIRT genlerini aktive ederek uzun yaşam için gerekenleri yapar. İstenmeyen organ yağlarını yaktığı gibi istenmeyen hasarlı hücreler de bu esnada yedek parça olarak kullanılır. İyi ve önemli hücrelerin enerjilerini ve eksik parçalarını eski hücrelerden elde eder. Bir tür geri dönüşüm sistemi gibi çalışır, yani otofaji yapar.

Bir sonraki bölümde nasıl yiyeceğiz sorusuna cevap arayacağız. Nasıl ile kastettiğim, henüz hücreye gelmeden önceki süreç; lokmanın ağızdan başlayan yolculuğudur.

Bu bölüme not alabilirsiniz.

4. N:
Nasıl yiyeceğiz?

Uzun ince bir yoldayım...

– Âşık Veysel –

Bu bölümde ağızdan başlayarak yiyeceğin hücre kapısına dayandığı ana kadar filmi sahne sahne inceleyeceğiz. Belki başka kitaplarda da bu yolculuğu okudunuz ama bu kitabın farkı zaten bilinen bilgileri vermenin ötesinde bu bilgileri mitokondri, hücre sağlığı ve sirkadiyen iç saat ile bağlamak.

Lokmayı ağzınıza attığınız an ile onun hücre kapısına dayanacağı an arasındaki süreçte en temiz enerjiye ulaşmak adına sizin yapabileceğiniz bir şeyler var; ama hücreye dayandıktan sonrasında artık iş sizin elinizden çıkıyor. O yüzden yiyecek seçimini bir sonraki bölümde anlatacağımı hatırlatır, bu bölümü sindirim işlerine destek olabileceğimiz ayrıntılara ayırmak isterim. Dediğim gibi belki bu konuları çok duydunuz ama buradaki anlatım tarzı zihninizde bazı farklı kavrayışlara sebep olacak. Güvenin bana!

Bazen düşünürüm; bu sindirim ne kadar da zahmetli ve uzun bir iş diye. Acaba yiyecekteki enerjiyi kolayca alıp kullanabileceğimiz çok daha kestirme bir yol olamaz mıydı diye. Ama cevap yine biyokimyada gizlidir. Sindirim aslında sadece sonuca yani gıdanın içeri girmesine yönelik değildir; her aşamada başlı başına pek çok yararlılık göstermek için planlanmış mükemmel bir sistemdir.

Ağızdan başlayalım.

Elbette **çiğnemenin önemi**ni vurgulamadan başlayamayız. Çiğneme ağız içindeki enzimlerle kimyasal, dişler ile mekanik parçalama yapıyor. **Ağızdaki tükürük salgısı sirkadiyendir.** Gündüz daha çok tükürük salgısı olurken gece azalır. Sabah hafif ağız kuruluğuyla uyanmamızın bir sebebi budur.

Ağızdan da emilim olur. Sanki başka görevi yokmuş gibi görünen ağız içi mukozası aslında hemen yiyeceklerin bir kısmını içeri alabilir. Dil altından kullandığımız pek çok ilaç var. Dil altı direkt içeri girişte çok hızlı absorbe eden bir bölgedir. Bir gıdayı çok çiğnediğimizde içlerindeki maddeler de buradan kana karışırlar. Özellikle bitkisel ve taze gıdaları çok çiğnersek içlerindeki vitamin, mineral ve iyi yağlar dil altından kana karışacaktır. Şahsen ben sebze, meyve yediğimde onları uzun uzun ağzımda tutmaya gayret ederim. Aynı şeyleri yağlar için de yaparım. Hem kolayca kana karışsın diye, hem de ağzın içindeki mukozayı korumak için yaparım bunu.

Ağız içi de bir bariyer, bir sınır bölgesidir. Bağırsaklarımız yiyeceklerle aramızdaki sınır olarak bilinir. Ama ağız içinin de öyle olduğu aklımıza gelmez. Aslında ağız ve anüs arası kısmı içimiz değil dışımız gibi düşünmek mantıklıdır. İçimizden bir boru geçiyor ve orası bizim dışarı ile olan temas yüzeyimizdir. Akciğerler, burun, deri de bizim dışarı ile temas yüzeylerimiz. Bunlar bizim sınırlarımız.

Zaten bütün yeme-içme hikâyelerindeki bildiğimiz mide-bağırsak sorunları bu sınırların yanlış yiyecekler veya yanlış bakterilerle işgali sonucu oluyor.

İşgal ifadesi burada cuk oturdu! Sınırların işgalini, sınır koruma gücümüze rağmen işgalcilerin içeri girerek yarattığı sorunları yaşamayan tek bir kişi bile yoktur tahminime göre. En ideal sağlık koşullarını sağlasak bile, bir şikâyetimiz olmasa bile bahsi geçen sınırlar bir dış darbe ile, bir alerji ile, bir antibiyotikle, bir diş çürüğü ile veya biraz stresle bile bozulabilir. Hayat boyu en temel dertlerimizden biri bu sınırları korumak.

Bu sınırlar çelikten oluşmuyor, hücrelerden oluşuyor. Bu hücrelerin sınırları korumaları, mukozalarını sağlam tutmaları, sindirimi, emilimi sağlamaları, bu kadar işlemi yapmaları için çok iyi enerji üreten mitokondrilere sahip olması gerekir.

Ağız içi mukoza hücrelerinin sağlamlığı için **lifli bitkilerle ve yağla beslenmenin** önemini vurgulamak isterim. Bitkileri çiğnedikçe ve tereyağı ve hindistancevizi yağı gibi yağlarla temas ettikçe bu hücreler sağlamlıklarını korur. Diş etleri dediğimiz kısımlar da mukozadır. Dişi kavrayan diş ve diş eti sağlığı iyi değilse o bölgeden içeriye bakterilerin girebileceğini anlamak zor olmaz. Diş eti kanaması zaten mukozada sorun olduğunu, ağız ve bakteri sınırının sağlam olmadığını gösterir. Diş ve diş eti sağlığının, bütüncül sağlıkta ilk başlangıç noktası olduğunu genelde ihmal ederiz. **Kanal tedavisi yapılan diş köklerinde enfeksiyon odakları oluşabilir. Bu enfeksiyonları kalp hastalıkları, meme kanseri gibi hastalıklara yatkınlığı artıran durumlar olarak nitelendiren yayınlar vardır.** Buralar yine sınırımızı ihlal eden, içeriye girmeye çalışan işgalciler için kolay noktalardır. Elbette bu konular diş hekimlerinin konuları ancak vurgulamak istediğim içeriyi ve dışarıyı belirleyen sınır koruması meselesini ağızdan başlatmak gerektiğidir.

Bağırsaktan bahsederken konusu geçecek olan LPS'ler ağızdan da kana karışır. Ne olduğunu şu an bilemediğiniz, LPS kısaltması ile yazılan şeyin başımıza nasıl büyük dertler açacağını anlatacağım bölümü okurken epey bir şaşkınlık yaşayacağınızı düşünüyorum. Şimdi genel ağız sağlığını diş hekimlerine bırakıp ağız içi hücre sağlığına dönebiliriz.

Lifli bitkileri çok çiğnemek ve tereyağı, hindistancevizi yağı gibi yağları tüketmek tıpkı bağırsak mukoza hücrelerinin yenilenmesini sağladığı gibi ağız mukozasını da korur ve yeniler.

Ağızı içi oksijenli bir ortamdır. Diş apselerindeki anaerobik bakterilerin ağızda olması istenen bir durum değildir. Gelgelelim bağırsakların içi oksijensiz ortamdır. **Acaba biz hızlı yersek, hızlı yutarsak hava yutup bağırsaklardaki oksijensiz ortamı bozmuş olur muyuz.** Hızlı ve hava yutarak yemek bağırsakta yaşaması istenen türdeki bakteri sayısını azaltır mı? Bu da bir fikir. Ancak rahat sindirim için zaten yavaş yemek gereklidir.

Yavaş yemek birim zamanda sindirilip kana geçen enerjinin miktarını azaltır. Aynı miktarda yemeği hızlı yiyende glikozun hücre kapısına dayanması yavaş yiyene göre daha hızlı olacaktır. Hatırlayın;

mitokondrimizde enerji üretme işleminde ETZ'nin kapısına tüketeceğimizden hızlı glikoz geçsin istemiyorduk. Çünkü bu durum hem serbest radikal oluşumunu artırıyor hem de yağ depolamaya yönelik davranışa sebep oluyordu. O zaman **yavaş yemek vücutta bir tür açlık benzeri sistemi aktive eder.** Yavaş yiyince kilo alma sinyalleri çalışmaz. Elektron transport zincirinin akış hızını tıkayacak hızda yiyecek gelmeyeceği için NAD/NADH ve AMP/ ADP/ ATP döngülerinin ideal hızı korunacaktır. Bu durum mitokondri koruma ile aynı manaya gelir. ETZ'nin tıkanması ile sızdıran mitokondriye sebep olan olaylar zinciri başlamamış olur.

Söz konusu hangi hastalık olursa olsun yavaş yemek o hastalığın iyileşmesine destektir. Çünkü mitokondriler korunur. **Hiçbir beslenme önerisini dinlemeyecek olsanız bile ne yenirse yensin hiç değilse lokmaların çiğnenme sayısını artırmaktan fayda görürsünüz.** Hastalanıp hiçbir şey yiyemeyecek hale geldiğinizde doktorunuz lokmalarınızı saymanızı isteyecektir. Doktorunuz lokmalarınızı sayacağına siz şimdiden lokmalarınızı çiğneme sayınızı sayın ki doktora ihtiyacınız olmasın.

Midenin görevlerinden biri protein sindirmektir. Hayvansal veya bitkisel proteinlerin sindirimi burada yapılır. Proteinli gıdaları sindirmek için karbonhidratı sindirmekten daha çok zorlanılır. Mide asidinin PH'ı vücuttaki en asitli yerdir. Bu değerin korunması proteinleri sindirebilmek için mühimdir. **Çoğu insanda ise mide asidi azlığı mevcuttur. Mide çeperinden mideye gereken asit miktarını pompalamak çok enerji ister.** Proton pompası inhibitörleri ismiyle asit önleyicileri biliyorsunuzdur. İşte bu protonlar mide asidinin temelidir. Bunların mide çeperinden mideye pompalanması için iyi enerji üreten mide hücreleri mitkondrileri lazımdır.

Kişi mide asidi azlığının farkında değilse, özellikle akşam saatlerinde yediği proteinleri sindirmekte zorlandığını hisseder. Yeterince sindirilmemiş proteinler bağırsağa geçtiğinde, eğer sızdıran bağırsak durumu da varsa içeri sızma söz konusu olabilir. Vücudun bağışıklık sistemi tarafından yabancı olarak algılanan bu tam sindirilmemiş proteinler, gıdalarla olan dertlerimizin ana konularından biridir. Özellikle et, süt, peynir gibi hayvansal proteinlerin sindirilmesindeki yetersizlik durumu vücutta istenmeyen duyarlılık yanıtları yaratabilir.

Mide asidi az ise bunu dışarıdan desteklemek, akşam ağır protein yememek, çok çiğneyerek ön parçalanmayı ağızda yapmak gerekir.

Mide asidi olması gerekenden az ise bitkisel besinler de problem olabilir. Sebze ve meyvelerle birlikte gelen, genelde zararsız olan bakteriler normalde mide asidinde ölürler. Ama asit azsa sağlam kalanlar mideden ince bağırsağa geçip gaz ve şişkinlik şikâyetlerine sebep olabilirler. Sibo olarak da bilinen bu duruma **karşı, bağırsağın üst kısmındaki bakteri popülasyonunu azaltmak, mide asidini desteklemek için yemekle beraber bolca yenen limon ve elma sirkesini kullanmak, sebzeleri iyi yıkamak önerilir.**

Bir başka sindirim sorunu olan reflü, yutağın alt kapak gevşekliği şeklinde tanımlanabilir. Buradan yemek yutarken hava da yutulmuş olur, hava aşağı geçer. Hava yutmak oksijensiz bağırsak ortamı için arzu edilen bir durum değildir. Yavaş yavaş yemek bir çözüm olabilir.

Mide asidinin yetersizliği, B_{12} vitamini ve demir emilimi için de olumsuz bir durumdur. Kansızlık durumlarında bu konu akla gelmelidir.

Mide sonrasında gelen düodenum, midenin kendini koruduğu gibi asit koruyucu bir kılıfa sahip değildir. Mideden sızan, mide asidi bulamaçlı besinler düodenuma yani ince bağırsağa geldiğinde yüksek mide asidi buradaki karbonat içerikli pankreas sıvısı ile nötralize edilir. Ne kadar hayvansal gıda yersek midemiz de o oranda mide asidi yapmaya çalışacaktır. Mide sonrası kısmında asit yükünü nötralize etmek için pankreas da o oranda pankreas alkali salgısını üretecektir.

Pankreas bu alkali sıvı dışında gelen yiyeceklerin sindirilmesi için enzimler de üretir. Yağ, karbonhidrat ve protein sindirmek için enzimler vardır. Pankreas enzim yetersizliğini dengeleyecek sindirim enzimleri destek olarak doktor kontrolünde kullanılabilir.

Pankreasın insülin salgıladığını da biliyoruz. Pankreasın Beta hücreleri denen hücrelerden insülin salgılanır. **Beta hücreleri sirka-**

diyendir. Gece ve gündüz ritmine uygun çalışmak isterler. Gece yiyerek kan şekerini yükseltmek, pankreasa ters zamanda insülin şalgılatma zorlaması yapmak uygun değildir.

Pankreas Beta hücrelerinde mitokondri sayısının az olduğunu bilmek önemli olabilir. Bu hücrelerin mitokondrisi az ise yüksek enerji üretme kapasiteleri de azdır. Buradan hangi sonuca varıyoruz? Yüksek enerji bulamazlarsa görevlerini yaparken kolay yorulurlar. Akşam yemek yemek pankreas Beta hücrelerini yorar. Yukarıdaki her paragrafta bahsedilen besinler ve yeme şekli pankreası bozar. Bitkisel beslenme pankreası yormaz.

Safra kesesi sadece "safra taşım var, safra çamurum" var minvalindeki bilgilerle dikkatinizi çeker oysa safra kesesi çok kıymetli bir organdır. Öncelikle temel detoks organlarındandır. Karaciğerde yapılan ve dışkı ile atılması istenen toksinler bağırsağa safra ile gelir. Safra sıvısı dediğimiz özel sıvının amacı bağırsaktaki yemekle yenen yağı içeri almaktır. Safra kesesinin açılıp safra sıvısının bağırsağa dökülmesi yağ emilimi ve yağda eriyen vitaminlerin emilimi için de önemlidir. Bu esnada karaciğerden gelen toksin artıkları da bağırsağa atılır.

Safra kesesinin ağzının gevşemesi kasılı kalmaması gerekir. Tersi zannedilir ama kasılmaya göre gevşeme işlemi daha çok enerji ister. Öyleyse safra kesesi hücreleri, mitokondrilerinin ATP üretimleri azsa gevşeme enerjisini bulmakta zorlanırlar. Kesenin ağzını açmak için ATP parası gerekir. Yoksa safra ile atılmayan toksinler karaciğere geri gider, tekrar temizlenmek için sıraya girerler, karaciğerin işini artırırlar. Karaciğer detoksu söz konusuysa toksin atılma yollarından biri de safra kesesi olduğu hatırlanmalıdır. Bağırsakların, böbreklerin, cildin, akciğerlerin, karaciğerin toksin atan organlar olduğunu sıkça duyarız ama safra kesesi üvey evlat gibi kalmıştır. Lifli besinler ve iyi yağlı besinler yedikçe kese ağzını daha rahat açılır hale getiririz. Acı biberler grubu da safra kesesi ağzını çalıştırmak ve enzimleri çıkarmak için doğru bir tercihtir.

Karaciğere gelelim. Ağza konulan her şey bu ayrıştırma fabrikasına uğrar. Toksinleri iki aşamalı detoks yapar. Ayrıntıları önceki kitaplarımda yazılıdır. Burada karaciğerin faz 1 ve faz 2 detoksifikasyon aşamalarında bize fayda sağlaması için basit beslenme önerileri tekrarlanabilir. Brokoli grubu besinler, karnabahar, lahana grubu besinler, zerdeçal, zencefil, berberin türü baharatlar, B grubu vitaminlerin tümü, C vitamini içeren taze sebze ve meyveler, antosiyanin içeren koyu mor renkli sebze ve meyveler, enginar ve deve dikeni gibi glutatyon artıran besinler, sistein içeren besinler olan soğan, sarımsak, peynir altı suyu ve selenyum içeren besinler önerilebilir. Bu besinler karaciğerin detoksifikasyon işlemini yapmasında yardımcıdır.

Sadece hastalıklarda değil her zaman işlenmiş gıdalardan daha fazla tüketilmesi gereken tüm bu bitkisel besinler, karaciğere faydalı besinlerdir. Bitkilerin çoğu karaciğerde detoksifikasyon aşamalarını desteklemeye yardımcıdır.

Karaciğerimiz zehirli maddeleri, ilaçları, pestisitleri, işlenmiş gıdaları, koruyucuları, dudağımıza sürdüğümüz rujun bile yediğimiz kısmını detoksifiye ederken aslında temizlik için fazladan elektrona ihtiyaç duyar. **Detoksifikasyon işlemleri temelde elektronlar ile yapılır.**

(Bitkilerdeki NADPH molekülü –dikkat NADH değil– zaten temel redüktan yani elektron donörü maddedir. Elektron donörü ve antioksidan aynı şeydir.)

Karaciğerde temel zehirsizleştirme yapan sistemler karaciğer mitokondrileri içinde iş görür. O yüzden karaciğer mitokondrisi enerji üretimini ne kadar temiz yakıtla yaparsa detoks performansı o kadar yüksek olur. Yağlı karaciğer denen durumun işlenmiş unlu, şekerli gıdaları fazla tüketmekten olduğunu hatırlarsak bu tür gıdalarla uzun süre beslenmenin karaciğer hücrelerindeki önce mitokondrileri sonra tüm hücreyi hasarladığını görürüz. İşlenmiş karbonhidratlar karaciğerde de sızdıran mitokondrilere sebep olarak enerji üretimini azaltır. Oysa karaciğer mitokondri fonksiyonunun azalması karaciğerde detoks fonksiyonunun azalması anlamına gelir. Karaciğeri korumak için toksinlerden uzak kalmamız gerektiğini biliriz. Toksinler olarak ilk aklımıza gelenler kimyasallar, ağır metaller gelir. İlaçlardan, ağrı kesicilerden, antibiyotiklerden, daha pek çok sentetik molekülden oluşan maddeler karaciğer mitokondrisine toksik etki yapar. Toksin maddeler listesine bakınca bütün temizlik işini yapan karaciğerimiz için paniklememek elde değil. **Ancak işlenmiş unlu, şekerli gıdaların fazlasının karaciğer toksinleri listesinde başta olduğunu hatırlatayım.**

Karaciğer hem sirkadiyen ritme hem de vücuda giren yiyeceğin saatine göre hareket eder. Karaciğer aynı anda hem enerji üretim hem detoksifikasyon yapmak istemez. Gece ve açlık detoksifikasyon için daha uygundur.

Karaciğerin fonksiyonları için bakılan testlerden GGT testinin üst sınırı 60'larda gösterilmekle beraber ne kadar düşük o kadar iyi mantığı ile yaklaşmalıyız. **GGT karaciğerin vücuttaki toksinleri temizlemekte glutatyon depolarını ne kadar tükettiğini gösterir. Glutatyon master antioksidandır.** Özellikle alkol kullanımıyla GGT artar çünkü alkol karaciğere toksiktir.

Alkol almayanlarda işlenmiş basit karbonhidratları çok tüketmeye bağlı, non-alkolik yağlı karaciğer yani alkol dışı karaciğer yağlanmasının çok yaygınlaştığını biliyoruz. Bu besinlerle karaciğer mitokondrisinin hasarlanıp sızdıran mitokondri haline geldiğini de anlayabiliyoruz.

Sızdıran mitokondri demişken sızdıran bağırsak konusuna da girelim.

Sızdıran Bağırsak

Bağırsak çeperi yapısının yüzey alanını genişletmek için villuslar denen pililer halinde olduğunu biliyoruz. Girintili ve çıkıntılı yapısı ile bu villuslar yiyeceklerin ve bakterilerin olduğu dışarısı ile vücudun içerisi arasındaki sınır yüzeyini genişletir. Mitokondri içi zarının da bu şekilde pilili yapılı olduğunu hatırlayın. Amaç yine aynıdır. Az yere daha çok yüzey koyalım ki çok iş yapacak alan elde edelim!

Bağırsak villuslarını oluşturan hücreler birbirlerine sıkı sıkıya, içeriye kontrolsüz geçişe izin vermeyecek şekilde yapışıktır. Zaten isminin İngilizcesi *tight junction*'dır. Yani sıkı yapışıklık. Bağırsak hasarlandığında bu sıkı yapışık bölgelerin araları açılır ve içeri girmemesi giren maddeler girer. İşte sızdıran bağırsak denilen durum budur. Zonulin isimli test bu sızdırmanın olup olmadığını gösterir.

Uzaktan bakınca sızdıran bağırsak denen şey yakından baktığımızda aslında sızdıran mitokondridir. Gördüğünüz gibi bütün yollar Roma'ya çıkar hesabı, hastalıkta sağlıkta bütün yollar mitokondriye çıkıyor!

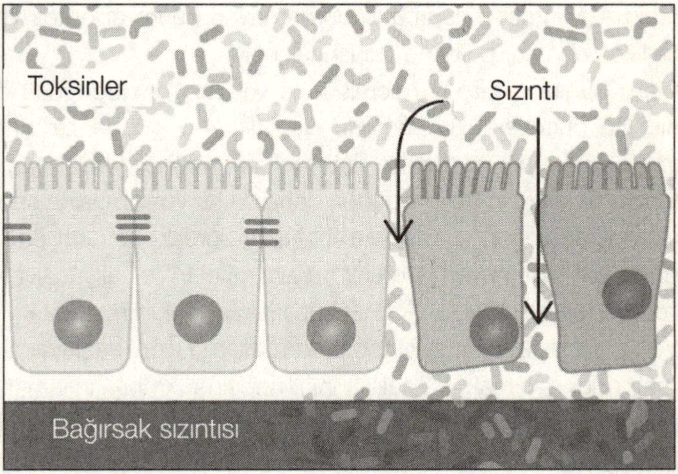

Bağırsak iç yüzeyi tek katlı hücrelerden oluşur. Düşünün tek bir hücre ve bunlar yan yana yapışık bir şekilde bütün alanı korumaya çalışıyor. Aynı zamanda içeri girmesi gerekenlere karar veriyor. Bütün güvenlik sınırı bu tek katlı incecik hücre hattında.

İsteneni içeri almak, istenmeyenin içeri sızmaması için sağlam ve deliksiz kalmaya çalışmak bu hücrelere büyük enerjiye mal olur. Bu hücrenin diğer hücrelerden hiçbir farkı yoktur. Onlar da ATP ile çalışır. Sonuçta ATP dediğimiz şey vücutta bir yerde yapılıp ihtiyacı olan yere gönderilmiyor ki! Her hücre kendi kullanacağı ATP'yi kendisi lokal olarak yapıyor. ATP importu yok yani. O halde o hücreler de buradaki bütün fonksiyonlarını yapmak ve bütünlüklerini korumak için kendi ATP'lerini kendileri üretiyorlar.

Hücre nasıl ATP üretiyordu hatırlayalım:

* Glikolizle ve
* Mitokondri içerisinde.

Bu hücrelere gelecek ATP'nin kaynağı da diğerleri gibi yediklerimiz değil mi? Yani yemek yemek işindeki sağlıklı, sağlıksız seçimler ilk etapta bu bariyer hücrelerinin fonksiyonlarını etkilemeyecek mi? Eğer basit karbonhidrat ve işlenmiş gıda ağırlıklı beslenirsek bu ucuz yakıtlar serbest radikal hasarını artıracaklardır. Serbest radikal hasarına uğrayan bu hücrelerin sızdıran mitokondrileri olması ile hücrenin ATP üretimi duracaktır. Çalışmayan hücre apoptoz veya mitofaji ile imha edilip yerine yenisi gelecektir.

Zaten bağırsak çeperi hücrelerinde yapım/yıkım döngüsü çok hızlıdır. Bu hücreler uzun ömürlü değildir. 4-5 günde bir bütün bağırsak hücreleri yenilenir. Eskiyenlerin yerine yenisi yapılır. Beslenme hatalarının bu döngünün daha da hızlı oluşmasına sebep olacağını görüyoruz. Beslenme hataları sürekli devam ederse döngü ile yenilenemeyen hücreler hasarlı mitoları ile çalışacaklardır. Hücrede apoptoz dışı olan kronik hasarlı kalma durumu söz konusu olduğu zaman bağırsak çeperinde inflamasyon başlayacaktır. Adı üstünde bağırsak hastalıklarının hepsine kronik inflamatuar

bağırsak hastalıkları denir. Kronik çünkü beslenme değişmediği için sürekli serbest radikal hasarı var. İnflamatuar çünkü iyileştiremeyen mikro düzeyde yaralar var. **Sızdıran bağırsaklar, sızdıran mitolarla dolu hücrelerden oluşur. Bağırsaklardan üretilen çok sayıda hormon sirkadiyendir.** Gece ve gündüz başka hormonlar devrededir. Bu hormonların beyin-bağırsak bağlantısındaki rollerini çok yerde duyuyorsunuz.

Gece sirkadiyen salınan büyüme hormonu ise bağırsak hücrelerinin uykuda yenilenmelerini sağlar.

Uyku sorunlarında yenilenme azalır, sızdıran bağırsak şikâyetleri artar. Bağırsak mukozasında çatlaklar oluşur.

Şimdi de bu çatlaklardan içeri kaçtığında, bağırsağın dışında vücudun her yerinde, hatta beyinde bile sorunlara yol açacak LPS'lerden bahsedelim.

LPS / Yeni sağlık derdimiz

LPS'nin açılımı lipopolisakkarittir. Yani bir tür yağ yapısıdır. Bu yağlı yapı **gram negatif bakterilerin zarlarının** yapısıdır. Endotoksin de denir. Yani LPS denildiğinde ölmüş gram negatif bakterilerin dış zarlarının ortalıkta başıboş dolaşan toksin gibi algılanan artıklarını kastediyoruz.

Gram negatif bakterilerin zarları mitokondri zarlarına benzer. Bakteri de bu zarın üzerinde ATP üretir. Evet bakterilerin de ETZ'leri vardır, bu zar üzerinde onlar da bizim gibi canlı kalmak için ATP'lerini üretirler. Bakterilerin dış zarı mitokondri iç zarı gibi kıvrımlı olmadığından onlar az yüzeyde az enerji üreten canlılardır. Dolayısıyla kısa ömürlüdürler.

Bu bakteriler öldüğünde sızdıran bağırsak aralıklarından endotoksinleri yani LPS'leri rahatlıkla içeriye girebilirler. İçeri sızan LPS'ler her neredeyseler orada immün sistem hücreleri tarafından saldırı olarak algılanırlar. Adı üstünde endo-toksin. Bağışıklık sistemi için çok antijeniktirler yani LPS görüldüğünde vur emri verilir. Bağışıklık sistemi bunları yok etmek ister. Bağırsaktan içeri ölmüş bakteri LPS'leri sızdıkça bunlar vücutta her yere ulaşabilir. Her yerde bağışıklığı dürterler. **Mikro düzeyde kronik bir inflamasyon yaparlar. İnflamasyon kaynaklı tüm hastalıkları şiddetlendirirler.**

Yalnız kanla değil bağırsak beyin arasındaki Vagus siniri ile de beyine tırmanabilirler. Vagus siniri sindirim sisteminin direkt beyine giden kısmıdır. Beyin bağırsak bağlantısı ifadelerini gerçekleştiren haberleşme hattıdır. Vagus sinirinden yukarı tırmanan LPS'ler kan beyin bariyerine gelirler. Yine bir bariyerden bir sınırdan bahsediyoruz.

Beynin kanla arasındaki sınır çok sıkıdır. En sağlam sınırlardandır. Ne de olsa beyin, ana komuta merkezi ve korunmalıdır! Ancak orada da tüm kitap boyu anlatılan olayları yaşayan hücreler olduğuna göre onların da mitokondrileri hasarlanırsa orada da sızdıran bir mitokondriden dolayısıyla sızdıran bir beyinden bahsedebiliriz. *Sonuçta vagustan gelen veya sızdıran bariyerden içeri giren LPS'ler beynin içinde de inflamasyona sebep olur.*

İnflamatuar cevap, vur-öldür emri üzerine yapılan saldırının yarattığı savaş ve o savaşın ölülerinin kapladığı savaş alanıdır.

LPS'lerin yaygınlığı ile kronik hastalıkların mevcudiyeti alakalıdır. Sızdıran bağırsak arttıkça LPS miktarı artar ve buna paralel olarak da inflamatuar ve otoimmün hastalıklar artar.

Benim fikrime göre, LPS'lerin gram negatif bakteri zarı kaynaklı olması, 2 milyon yıllık eski bakteri orijinli mitokondrilere benzemesi bağışıklık sistemi için kafa karıştırıcı olabilir. LPS'ler için hazırladığı saldırı planını, iki zarla çevrili mitokondriler ve hücrenin dış zarı ile karıştırıp hedefi şaşırabilir. Bağışıklık sisteminin kendi kendine saldırısı olan otoimmün hastalıkların şiddetinin bağırsak sağlığı korundukça azalması arasındaki bağlantı bana bunu düşündürür.

LPS geçmesin diye bağırsak sınırı hücrelerini korumak, onların mitokondrilerini korumaktan geçer. Mitokondri korunur, sızdırmazsa hiçbir yer sızdırmaz.

Bağırsak bakterilerinin artıkları LPS'ler bir yana dost bakteriler olan probiyotikler de sirkadiyen düzene uyar. Gece başka gündüz başka bakteri türleri çoğalır. Biz düzenimizi şaşırırsak onlar da şaşırır. Seyahatlerdeki kabızlık belki de dost bakterilerin düzenlerinin bozulmasıyla alakalıdır.

Bu bölümde bağırsak mitokondrilerini korumanın bağırsak sağlığını korumak olduğunu hatırlatıp şu önerileri de ekleyebiliriz. Bağırsakları korumak için:

1. Basit karbonhidratları ve ağır proteinleri azaltmak
2. Akşam yememek
3. Yavaş ve çok çiğneyerek yemek
4. Lifli besin tüketmek gereklidir.

Lifli besinlerin bağırsak mitokondri sızdırmasını (leaky gut) önlemedeki önemi

Aslına bakarsanız probiyotiklere yapılan onca vurgunun lifli besinlere yapılması gerekir. Neden mi?

Çünkü lif varsa bakteriler ondan bütirik asit üretir. Bütirik asit bir tür tereyağıdır. Bakın, sebze yediğimiz halde bağırsakta liflerden yağ oluşturabiliyoruz. Bu yağ hem iyi bakteriler için enerji kaynağı hem de en yakınlarındaki bağırsak çeperi hücreleri için enerji kaynağıdır.

Bir hücre Kompleks 1'i kullanırsa yani karbonhidratların girdiği istasyonu kullanırsa çok serbest radikal üretirdi. Oysa Kompleks 2'yi kullanırsa yani yağların girdiği istasyonu kullanırsa çok daha az serbest radikal üretir. Buradan da iyi bakterilerin ürettiği bütirik asit yağının bağırsak çeperi hücreleri için olabilen en iyi yakıt olduğunu anlıyoruz. Hem yağ olduğu için glikoza göre daha yüksek enerji üretir; ki bağırsak çeperi hücrelerinin yiyecekleri, vitaminleri içeri sokarken çok ATP'ye ihtiyaçları vardır.

Gıdalar hop diye içeri giremezler, taşınmaları gerekir. Aktif transport denen taşınma işi epey bir ATP enerjisi ister. İşte bu ATP'ler öteden beriden gelmez, işi yapacak hücrenin içinde üretilmelidir. Bazen gıdaların, vitaminlerin, demirin eksikliği hakkında konuşmalar duyarsınız. Bu sorunlara çeşitli çözüm önerileri verilir. Bağırsakta emilimi yapacak olan yüzeylerdeki hücrelerde yeterince ATP üretilmiyorsa bu transportlar için yani yiyeceği, vitamini içeri taşımalar için gereken enerji bulunamıyor olabilir. Bağırsak mitokondrisinde enerjiyi artırmak eksik vitaminlerin transportunu kolaylaştırır. Bu da bir bakış açısıdır.

Bağırsak hattında en çok olması gereken liftir. Lif varsa iyi bakteriler giderek çoğalır. Bütirat üretirler. Bu yağ bağırsak hücreleri mitokondrilerinde yüksek ve çöpsüz enerjiye döner, bağırsak çeperini koruyarak LPS'lerin içeri kaçması engellenir, içeriye alınacak olan gıda ve vitaminlerin alınması için gereken aktif transport taşıma sistemine yetecek enerji sağlanır.

İşin özeti: Mito sızdırmazsa bağırsak sızdırmaz!

Özellikle ne tür yiyecekler burayı haraplar diye bakmalıyız. Unlu gıdaların gluten içerenlerinin sağlığa olumsuz olduğunu 2012 yayımlanan kitabım *Tokuz ama Açız*'dan beri tekrarlayarak söylüyorum. Gluten proteini, unlu gıdanın mesela ekmeğin kabarması gibi eklenen bir proteindir. Basitçe yarattığı ilk sorun şudur: gluten zor sindirilir.

İkinci sorun, antijenik özelliği yüksektir. Yarattığı immün reaksiyonla bağırsak çeperinde lokal bir inflamasyon yaratabilir. Gluten ile bağışıklık hücrelerinin bir kolu olan işaretleyici bağışıklık hücreleri birbirine bağlanır. Biz buna immün kompleksler deriz. İmmün komplekslerin yok edilmesi gerekir. Bunlara bağışıklık sisteminin diğer hücreleri saldıracaktır. Yani ajan işaretlenir, hedef gösterilir sonra yok edilir.

İşaretlenmiş immün kompleksler sadece bağırsakta durmaz, vücut içinde hareket edebilirler. Ulaştıkları yerde yok edilme çalışmaları olacağından o organın da haraplanmasına sebep olabilirler. Bu kısa açıklama ile gluten konusunu kapatacağım. Ancak kronik hastalıklarla gluten arasındaki bağlantının bir yönünü bu şekilde kafamızda resmedebiliriz.

Bağırsak hattına dönersek, bahsettiğimiz üzere yukarıdaki yok etme çalışmaları elbette ki ilk önce lokal olarak burada olacaktır. Bu durum bağırsak çeperi bütünlüğünün sağlam kalmasını zorlaştırır. Tek sıra hücrelerden oluşan bu ilk defans hattı kolaylıkla hasarlanabilir.

Asıl mesele gluten içeren gıdaların zaten basit karbonhidrat anlamına gelen, hızlı sindirilip hızla ETZ'nin kapısına gelen besinler olmasındadır. Bu iki grup çoğunlukla aynı besinlerdir.

Basit karbonhidrat veya kompleks karbonhidrat dediğimizde neyi kastettiğimizi hatırlıyorsunuz değil mi? Basitler kolay kana karışır, komplekslerin sindirimi ve parçalanması uzun sürdüğünden kana karışmaları vakit alır. Bu durumu enerji oluşturmadaki döngüler ile bağlarsak basit karbonhidratların döngüyü boğduğunu da hatırlarız.

Kompleks karbonhidratlar iyidir tespitini duyunca hemen sevinmeyin. Gözünüzde börek çörek canlanmasın! Unlulardan bahsetmiyoruz yani. Kompleks karbonhidratlar derken içinde lif olan besinleri kastederiz. Baklagiller, kuruyemişler, meyveler, sebzegiller gibi. Bu besinlerin lif içerikleri bağırsak bakterilerince yağa çevrilir. Birkaç haftalık bitkisel ağırlıklı beslenme bile yeni gelen sağlam bağırsak hücrelerinin bu yağı kullanarak daha iyi enerji üretmelerini sağlayacaktır.

Probiyotikler elektrik üretir

Muhtemelen hiçbir yerde okumadığınız önemli bir ayrıntıyı da buraya eklemek istiyorum İyi bakterilerin yiyeceklerin sindiriminde bize yardım ettiklerini biliyoruz. Çünkü yiyecekleri fermante ederler. Yani bir anlamda turşulaştırırlar.

Fermantasyon işlemi elektrik üreten bir işlemdir. Bakterilerin elektrik üretiminin yeni keşfedilmiş bir konu olduğunu belirtmek isterim. Bu elektrik bir tür biyofotondur. Adı üstünde bio-canlı foton-ışık, ışık-elektrik demektir. Işık ve elektrik birbirlerine dönebilir.

Bakterilerin elektrik üretmesi bizim oksijeni solumamıza benzer. Biz oksijeni yiyecek elektronlarını kapabilmek için soluyoruz. Bakteriler etrafta oksijen olmadığı için elektron tutucu başka bir şeye ihtiyaç duyarlar. Genelde bu demirdir.

Kronik demir eksikliği ile istenmeyen bağırsak bakterisi popülasyonunu birbiriyle ilişkilendiren çalışmalar vardır.

Bakterilerin elektron akışı bakteri zarlarında olur. Gram pozitif bakterinin tek katlı dış zarındaki elektron akışı bir elektrik sinyali olarak dışarıdan tespit edilebilir. Basit ETZ zinciri diyebileceğimiz bakteri zarındaki bu olay, elektron ve biofoton üretilen yerdir. Daha çok gram pozitif bakteriler zaten fermantasyon yapanlardır. Bu bakteriyel elektrik üretiminin turşu, yoğurt, kefir oluşumunda yüksek miktarda olduğu ölçülmüştür.

* Fermente besinlerin önerilmesi bakterilerin bunları fermente ederken bizim için elektrik üretmelerinden olabilir mi?
* Lifli besinlerin önerilmesi bakterilerin bu liflerden bütürik asit yani SCFA yağını üretmesinden olabilir mi?
* Glutensiz besinlerin önerilmesi immün komplekslere lokal veya uzak hasarı azaltmak için olabilir mi?
* Unlu, şekerli, işlenmiş basit karbonhidrat yenmemesinin istenmesi bağırsak hücrelerinin ETZ'lerini tıkamamak için olabilir mi?

Üzerinde düşünmemiz gereken sorular işte bunlardır...

ETZ tıkandığında enerji oluşumu laktik asit yönüne kayar. Bu sürekli olursa, bağırsak sızdırganlığı artar. Daha kronikleştiğinde İBS oluşabilir. İBS bazen ishal ile çoğunlukla kabızlıkla yan yanadır.

Kabızlığın yaygın olmasının hücresel sebebi bağırsak kas hücrelerindeki mitokondriyel ATP yetersizliğidir. Bağırsak kasları düz kas dediğimiz, kol kası gibi bilinçle kontrol edilmeyen, parasempatik sistemin kontrolünde olan istemsiz çalışan kaslardır. Bağırsağın kasılma ve gevşemesi bu sistemin kontrolü altındadır. Kabızlık, bağırsak kaslarının kasılı kalması hali olarak betimlenebilir. Normal dışkılama ise peristaltizm denen yılankavi hareketlerle bağırsak kasının hem kasılma hem gevşemeyi içeren düzenli ardışık hareketini gerektirir.

Düz kasların da kasılması için enerjiye ihtiyaçları vardır. Bağırsak kası kendi kasılma enerjisini kendisi lokal olarak üretir. Burada en mühim konu kasılmanın enerji istemesi bize mantıklı gelirken gevşemenin de enerji gerektirdiği aklımıza gelmez.

Gevşeme kasılmadan daha fazla enerji ister. Kaslardaki kasılmanın biyokimyasına basitçe baktığımızda kalsiyumun hücre içine girmesi kasılmayı başlatır. Gevşeme içinse kalsiyumun hücre dışına atılması gerekir. İşte bu, çok enerjiye mal olur.

Kalsiyumu dışarı atmak içeri almaktan zordur. Mesela tansiyon ilacı olarak kullanılan kalsiyum kanal brokerleri kalsiyumun hücre içine girmesini engelleyerek hipertansiyonu engeller. Hipertansiyon yani hiper gerginlik. Demem o ki hipertansiyon da damar kabızlığı gibi bir şeydir.

Kalsiyumun antidodu magnezyumdur.

* **Hipertansiyon:** damar kasılması
* **Kramplar:** kasın kasılı kalması
* **Fibromiyalji:** sırt kaslarının kasılı kalıp gevşeyememesi
* **Baş ağrısı:** ense kaslarının sertliği
* **Diş sıkma:** çene kaslarının kasılması demektir.

Kabızlıkta bağırsak düz kaslarının kasılması söz konusudur. Bu durumda önerilen basit bir magnezyumun bu sorunları hafifletmesinin mantığını anlayabiliyoruz, değil mi?

Peki neden kalsiyumu dışarı atacak enerji bulamıyor bağırsak kasları? Çünkü:

1. Mitokondrileri hasarlıysa glikolizle az miktarda ATP üretirler.
2. SCFA üretilmiyorsa, lif yenmiyorsa, iyi bakteriler yoksa, yağ yakma ve yüksek enerji oluşturma söz konusu olamaz.
3. Fermantasyonun olmadığı durumlarda iyi bakterilerin ürettiği ekstra elektronları alıp ATP yapamadığı için yeterli enerjiyi bulamazlar.
4. Bitki yoksa gevşeyecek magnezyum da bulamazlar. Magnezyum bitkinin tam göbeğindedir. **Klorofilin tam göbeği magnezyumdur.** Lifli, renkli, canlı bitkiler yok ise magnezyum kaynağımız sınırlıdır.

Bağırsak hareketleri de tüm sindirim sistemi gibi sirkadiyendir. Gece yavaşlar, gündüz hızlıdır. Gece yenen yemeğin daha zor sindirildiğini hepimiz tecrübe ettik.

Konu bağırsak sağlığı ise beslenmek dışında beslenmemek de bir seçenektir. Çok yeni yapılan çalışmalarda **bir günlük açlıkta bağırsaktaki kök hücrelerin tamir kapasitesinin iki katına çıktığı bulunmuştur.**

Bağırsaktaki tek katlı hücrecikler beş günde bir yenilenirler, kısa ömürlüdürler. Nasıl yenilenirler? Villus denen çıkıntıların diplerinde, girinti kısımlarında bağırsak kök hücreleri bekler, uçlar hasarlanınca onlar tamir için yeni yerlerini alırlar. Ancak yaşla ve artan kötü beslenmenin etkisiyle kök hücre kapasitesi de giderek azalır. Bir noktadan sonra bağırsak artık hasarlı hücrelerle iş yapamaz halde yarım yamalak çalışır. Defalarca bahsettiğimiz sızdıran bağırsağın bir sebebi de budur.

Yapılan laboratuvar çalışmalarında 24 saat beslenmeyen aç bırakılan bağırsak kök hücrelerinin metabolizmalarının değiştiği görülmüştür.

Kök hücrelerinin daha çok glikoz kullandığı bilinir. Yani glikoz yakarlar. Ancak uzun açlıkta metabolik şift yapıp yağ yakmaya geçerler. Bu durum onların iş yapma kapasitesini artırır ve bağırsağı tamir etme kapasiteleri iki katına çıkar.

Bu çalışma yeni ve sadece bağırsak kök hücreleri üzerine yapılmış olsa bile bu mantığı tüm dokulardaki kök hücrelerine uygulayıp açlığın kök hücre yenilediğini umabiliriz.

Burada da açlığı periyodik ve sürdürebilir kılmak için 16 saat açlığı saat 17:00 ve ertesi gün sabah 9:00 saatlerinde uygulamak, sirkadiyen ritme uygun olarak yapmak akıl kârıdır.

Kök hücreler sıfırıncı gün hücreleridir. Pırıl pırıl ve eskimemiştirler. Sıfırıncı gün hücrelerimiz kadar sıfırlanabiliriz, yenilenebiliriz. Öyle görünüyor ki bunun yolu gece aç kalmaktan geçiyor.

Gece aç kalmanın önemini dönüp dolaşıp vurguluyorum. E peki biz gündüz ne yiyeceğiz diyenlere cevap verelim.

Bu bölüme not alabilirsiniz.

5. N:
Ne yiyeceğiz?

Güneş topla benim için.

– Zülfü Livaneli –

SAĞLIKLI BESLENMENİN TEMELİ: BİTKİSEL BESİNLER

Önceki üç kitabımda sağlıklı yiyeceklerin neler olduğuna dair detaylı bilgileri vermiştim. Burada madde madde besinlerden ziyade başka bir bakış açısıyla inceleyeceğiz konuyu. Ama sonuçta bütün yolların Roma'ya yani canlı bitkisel besinlere ve yağlara çıktığını da hatırlayalım.

Besinlerin canlılıkları başlı başlına bir kitap olacak kadar kapsamlı bir konudur. Güneş ışıkları dünyaya ulaştıkça bitkiler bu ışıkları toparlayıp elektrona yani enerjiye çevirmenin bir yolunu buldular ki biz bu işleme fotosentez diyoruz. O gün bu gündür de sağ olsunlar hem bize hem hayvanlara güneşi dolaylı olarak da olsa yediriyorlar.

Bir önceki kitabım ***Kuantum Beslenme*** boyunca ele aldığım beslenme bilgileri fotosentezin canlılık için önemini anlatmayı amaçlar. Fotosentez-beslenme bağlantısı canlıların ışıkla beslendiğini ispatlarken ışık kelimesi her geçtiğinde sirkadiyen ritimleri de konuya eklememiz gerektiğini artık biliyoruz.

Bitkiler de sirkadiyendir. Gündüz elektron toplar, gece bunu meyve ve köklerinde glikoz olarak depolarlar.

Güneşin ışığı ile topraktan gelen suyun-H2O hidrojenlerine ait elektronları parçalanır. Işıkla sudan elektron koparak enerji üreten bu özel canlılar, bu elektronları kendi ETZ'lerinde taşırlar. Tıpkı bizim yiyecek elektronlarını ETZ'ye taşıdığımız gibi. **Bizdeki NADH'nin yerine onlarda NADPH elektron taşır.**

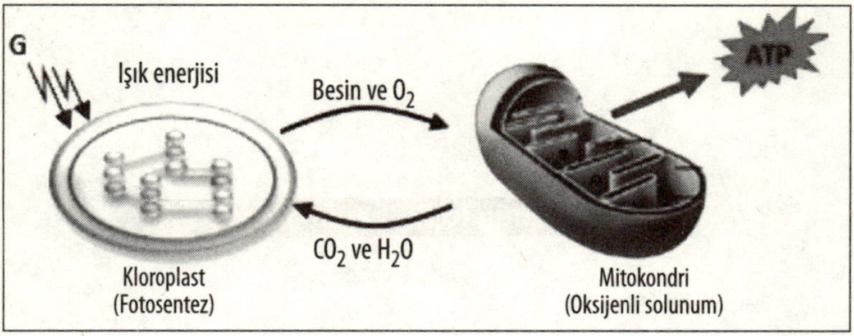

Bitkinin güneş ışığı ve suyla oluşturduğu elektronu NADPH'de birikir.

Bitki tükettikçe beraberinde NADPH ile bitki elektronlarını alırız. Bitkiden aldığımız asıl fayda budur.

Normalde NADPH bizim vücudumuzda da onlarca reaksiyonda vardır. Bizde de elektron taşıyıcı olarak çalışır. **İçindeki elektronlar enerjiye dönüşmez, antioksidan olarak kullanılır.** Oksidasyon yani paslanmanın engellenmesi gereken her işlemde elektron donörü olarak kullanılır. NADPH molekülü, antioksidan -elektron verici- alkali yapıcı ifadelerinin hepsini hak eder.

O halde oksidasyon yapan serbest radikallerle kim baş ediyorsa onun yardımcısıdır. Serbest radikal temizleyen hücre içi sistemlerin temel yardımcısı NADPH'tır. İçindeki elektron NADH ve FADH'deki gibi enerjiye dönmek için kullanılmaz, antioksidan olarak kullanılır. Zaten antioksidan sistem dediğimiz sistemlerimizin amacı fazladan elektron sağlamaktır. Master antioksidan olan glutatyon da elektron vererek detoks yapar. Kendi elektronlarını antioksidan olarak verince tekrardan kendine gelip redüklenmesi yani şarj olabilmesi için kaybettiği elektronunu sağlayan NADPH'dir. **NADPH detoks edici temel maddemiz glutatyonumuzu bitirdiğimizde onu şarj edendir.**

NADPH'ın vücut içinde yapıldığı ana maddenin adı D-ribozdur. D-riboz karaciğerdeki detoksifikasyon sisteminde NADPH üreterek yardımcıdır. Ribozdan üretilen NADPH glutatyonu temizler.

Vücuttaki toksin yükü artıkça, mitokondrilere giren kötü gıdalar serbest radikal miktarını artırdıkça daha çok NADPH ihtiyacı doğar. Bu yüzden neredeyse tüm hastalıklarda bitkisel beslenmeye ağırlık verilmesi önerilir.

Belki şimdi "Bitkileri yedikçe antioksidan alırız" cümleleri zihnizde biraz daha sağlam bir temele oturmuştur. Bitkiler redüktandır. Bitkiler antioksidandır. Bitkiler NADPH olarak elektron şarjları ile doludur. Yedikçe bizi de şarj ederler!

Glutatyon depomuz sonsuz değildir. Toksinlerle, kötü beslenmeyle, kimyasallarla, stresle, uykusuzlukla, alkolle giderek azalırlar. Yaşlanmanın kendisi toptan bir glutatyon azalması durumudur. Ciltteki geçmeyen ufak bir leke için bile baş temizlikçi glutatyonun yaşla azalmasını gerekçe gösterebiliriz. Zaten adı yaşlılık lekesi. Aklınıza gelen her yerde, beyinden ekleme, ciltten endokrine, hastalıkların çoğu yaşla temizlenemeyen çöplerin birikmesi hastalıklarıdır. Buna, çöp üreten beslenme biçimine, sirkadiyen açlığa uymayınca eksik kalan temizliği de eklersek resim daha net ortaya çıkar.

Bitkilerin yani sebzelerin, meyvelerin, baharatların, baklagillerin, kuruyemişlerin bolca tüketilmesinin tavsiye edilmesindeki amaç temelde temiz elektron bulabilmek içindir. Hem ETZ'de yakılırken az serbest radikal çıkarırlar hem yanlarında getirdikleri ekstra elektronlarla kendi çöplerini kendileri temizlerler.

Sözün özü "Ne yiyelim?" sorusunun cevabı "Çoğunlukla bitkisel gıdalar" şeklinde basitçe özetlenebilir.

Elbette bu bitkisel gıdaların canlılıklarını korumak için pişirmeden yemek ve mevsiminde yemek önemlidir.

Bitkiler de sirkadiyendir, onların da biyoritimleri olduğu için yaz bitkileri yaza ait güneş ışığı dalga boylarını bünyelerinde taşırlar. Kış bitkileri ise kışa aittir ve bu bilgiyi iletirler. Bitkiler ve insanlar arasında bilgi alışverişi vardır.

Bitki temelli bütün besinler, sebzeler, meyveler, baharatlar, baklagiller, kuruyemişler, otlar... Hepsi ama hepsi ışığın taşıyıcılarıdır.

Küçük bir hatırlatma yapalım; koyu renkli olanların daha fazla güneş ışığı içerdiklerini söyleyelim. Tıpkı güneşte bronzlaşınca teni koyulaşan bizler gibi, renkleri koyulaşmış bitkiler yukarıda bahsi geçen NADPH kısaltması ile anlatılan elektronları daha çok içerirler. Bronz bitki tercih sebebidir. Siyahtan kahverengiye, mora, maviye, kırmızıya, turuncuya, sarı ve beyaza kadar geniş bir renk skalası vardır.

Dış kabuklar çoğu bitkide, meyve ve sebzede içinden daha koyudur ve antioksidanlarca daha zengindir. Mesela patlıcan. Dış kabuğu cilt gibi düşünürsek patlıcanın dışının koyu rengi bize daha çok ışık içerdiğini gösterir.

Bitkilerin renginden ve canlılığından sonra önemli bir başka konu da içerlerindeki kıymetli yağlar konusudur. Yağlı bitki en iyisidir. Mesela zeytin hem koyu renkli, siyahtır, hem yağlıdır, hem de bitkidir. Çörek otu, susam, keten tohumu hem kahverengidir, hem siyahtır, hem yağlıdır, hem bitkidir.

Mantığı anladığınızı umuyorum.

Deniz bitkileri, yosunlar, algler de bitkiler sınıfında yer almalıdır. Yosunlardan denizdeki diğer canlılara geçelim. Yeri gelmişken biraz da balıklara bakalım.

Sağlık için özellikle yağlı balıkların çokça tüketilmesi önerilir. Gerekçesi, içerdikleri Omega 3 yağlarıdır. Deniz ürünlerindeki Omega yağı DHA'dır. Bu yağın önemi hücre zarları ile ilişkilidir. Mitokondri zarları da dahil tüm hücrelerin zarlarının yapısında bulunan DHA yağı korunmalıdır. Yüksek DHA desteği almak da gereklidir. **Özellikle gözün mavi ışıktan korunmasında DHA ve unutulmuş E vitamini desteğinin önemini vurgulamak isterim. Gözü korumak sirkadiyen saati korumaktır.**

Hücredeki serbest radikal hasarının kolaylıkla zarar verdiği ilk yerler zarlardır. Serbest radikaller ilk oluştukları yer olan mitokondri içi zarına zarar verirler, o zar delinince sızdıran mitokondri durumu başlar ve daha sonra da hücrenin dış zarına zarar verirler.

Bu ayrıntılı bilgiler sizi şaşırtmasın. "Beynimizin % 70'i yağdır" gibi ifadeler zaman zaman karşınıza çıkacak; yağlar ve zarlar konusunda bir şeyler öğrenmeniz gerektiğini düşüneceksiniz. Bu ifadelerde anlatılmak istenen, hücre zarlarının serbest radikal hasarından korunmasının bir yolunun da bozulmuş kısımları tamir için yeni hammaddeleri yollamak olduğudur yani iyi yağları ve antioksidanları.

Serbest radikaller zarların üzerindeki elektron miktarını azaltırlar. Biz bunu tıpta lipit peroksidasyonu gibi bir ifadeyle anlatırız. Daha basit haliyle hücre zarı paslanması diyelim. *Tokuz ama Açız* kitabımda hücre zarlarının önemini çok ayrıntılı olarak anlatmıştım. Hücre zarı demek olan *cell-membrian* ifadesini cellmem-*brain* yapalım. Yani hücre zarı hücrenin beynidir!

Önceki bölümlerde mitokondri iç zarının sağlam kalmasının önemini detaylı bir şekilde anlattık. ETZ'nin iç mitokondri zarında olduğunu, zarın üzerinden elektron aktığını, elektron akışı tıkanırsa serbest radikal hasarı ile bu zarın oksitlendiğini, oksitlenmenin zarı parçaladığını, zarın voltajının düştüğünü, içeriden dışarıya sızan sitokrom C'nin hücreyi geri dönüşümsüz yola soktuğunu, bu durumun tüm kronik dejeneratif hastalıklar ve kanserdeki başlangıç olduğunu iyice öğrendiniz umarım. Sızan mitokondri olmadan neredeyse hiçbir hatalık başlamaz. Sağlık ve mitokondri sağlığı aynı şeydir!

Sağlığı analitik kavramak için neden-sonuç ilişkisi zincirinin algoritmasını iyi bilmek gerekiyor. 5N 1Y bölümünde işin biyokimyasını elimden geldiğince basit ve kolay anlaşılır biçimde anlattım. Şimdi biraz gece hayatımıza bakalım... Sirkadiyen düzende gece aslında ne demek? Bedenimiz ve sağlığımız için anlamı ne öğrenelim.

Bu bölüme not alabilirsiniz.

Neden uyuyoruz?

Öyle kolay bir sanat değildir uyumak,
onun uğruna bütün gün uyanık durmak gerekir.

– Friedrich Nietzsche –

Siz bu satırları okurken gece mi gündüz mü bilme şansım yok ama net olarak bildiğim bir şey var. Yığınla uyku araştırmacısı niye uyuduğumuzu bulmak için hâlâ uykusuz kalıyor. Bu konu demek ki çok önemli.

Şöyle bir soru sorayım: Geçen hafta kaç gün iyi uyudunuz? En son ne zaman alarm saatinizi kurmanıza gerek olmadan iç saatinizle sabah uyanmanız gereken saatte neşeli ve enerjik kalktınız? İlk soruya cevap olarak yüzünüzü astıysanız, ikinci soruya cevabınız "Hatırlamıyorum" olduysa yalnız değilsiniz!

Yetişkinlerin neredeyse üçte ikisi sağlıklı bir yaşam için önerilen günlük 8 saat uykuyu alamıyor. Bu size sürpriz bir bilgi gibi görünmeyebilir. Ama sirkadiyen ritmi bozan uykusuzluğun bedellerini öğrenmek size nahoş ve sürpriz bir bilgi gelecektir, eminim. Mesela rutin olarak 7 saatten az uyuyanların kanser riski ikiye katlanıyor diye bir bilgi verebilirim ya da yetersiz ve etkisiz uykunun Alzheimer etyolojisinde yer aldığını söyleyebilirim. Sadece bir hafta eksik ve düzensiz uykunun derhal kan şekeri ayarlarınızı bozarak sizi prediyabetik kan testi sonuçlarına doğru götürdüğünü de söyleyebilirim. Kısa ve verimsiz uykunun kalp hastalıklarında da suçlular arasında bulunduğunu; depresyon, anksiyete gibi psikolojik sorunların da tetikleyicisi olduğunu hatırlatabilirim. Liste çok uzundur!

Uykusuzluk sonucu hastalıklar hemen ortaya çıkmasa da sizler de uykusuz kaldığınız, bitkin uyandığınız günlere daha çok yemek ihtiyacı ile devam ettiğinizi fark etmişsinizdir. İyi uyuyamadığımızda ve iyi dinlenemediğimizde daha çok karbonhidrat yemek isteriz.

Özetle kısa uyku, kısa yaşam süresi demektir! Partilemeyi sevenlerin "Ölünce uyuyacağız zaten" argümanı bu şekilde yaşanınca zaten erkenden kendini gerçekleştiren bir kehanete dönüşür.

Dünya Sağlık Örgütü modern, endüstrileşmiş ülkelerde yetersiz uykunun bir salgına dönüştüğünü söylüyor. Amerika, İngiltere, Japonya, Güney Kore gibi ülkeler başı çekiyor. Yetersiz uyku ve buna bağlı hastalıkların roket hızıyla yükseldiğini bildiğimiz bu ülkelerle bu alanda yarışmak istemeyiz, değil mi?

Kesinlikle inanıyorum ki artık hekim meslektaşlarımın reçetelerine uykuyu da yazmaları gereken zamanlarda yaşıyoruz. En acısız, en sızısız, en kolay yapılan, en keyifli reçete maddesi: üstüne üstlük hiçbir yan etkisi de yok! Ama çağın en büyük sorunu, reçetelere uyku değil uyku ilaçlarını yazmak adet olmuş. Uyku sorunlarına karşı sosyal bir apati yani kayıtsızlık içinde olmamızın, uykusuz kalmak konusunda şartları zorlamamızın sebebi işin tıbbi önemini henüz kavrayamamış olmamızdandır belki de.

Uyku biyolojik bir sır olarak hâlâ gizemlerinin büyük çoğunluğunu koruyor ama biz şimdi bildiğimiz kadarıyla uykunun faydalarına odaklanalım.

Uykunun Faydaları

Neden uyuyoruz? En basit ve çağa uygun yanıt şarj olmak için olabilir. Tıpkı telefonlarımız gibi. Diğer elektronik aletlerimiz gibi.

Daha derin bir bakış açısıyla baktığımızda ise şunu söyleyebiliriz: Biz gecenin karanlığının avantajını *full* kapasite kullanabilmek için uyuyoruz. Karanlıkta, gecede büyük menfaat var. Uyku bir zaman kaybı değil, bir kâr.

Öncelikle beynimizi resetlemek için uyuyoruz. Öğrenme, hafıza, doğru karar alma, doğru seçim yapma kapasitemizi ertesi güne yükseltebilmek için uyuyoruz.

Psikolojik sağlığımız için uyuyoruz. Uyku beynimizdeki duygusal beyin yolaklarını kalibre eder. Ertesi gün sosyal hayatımızda ve hislerimizde doğru rotayı bulalım diye uyuyoruz.

Beynin lenfatik sistemi beynin içindeki metabolizma artıklarını gece boyunca detoks eder. Daha temiz bir beyin için uyuyoruz.

Uyku immün sistemi güçlendirir. Tümörlerle savaşmayı, enfeksiyona direnmeyi artırır.

Uyku şeker, insülin, leptin metabolizmasını dengeler. Uykusuzluk kilo aldırır.

Bağırsak mikrobiyotamız da gece farklı bir dengeleme içinde olur. Sağlıklı bağırsak mikrobiyotası için de doğru saatlerde iyi bir gece uykusu şarttır. Vücudumuzdaki tüm iyi bakteriler de bu sirkadiyen ritme uyar. Gündüz aktif olan bakterilerle gece aktif olanlar farklıdır.

İstenmeyen bakteri ve virüslerin yok edildiği zamanlar da yine gece, immün sistemin aktif olduğu zamanlardır. Uykusuzluğun ya da geç yatmanın bağışıklığı düşürdüğünü, jetlag'lerden sonra grip olmanın kolaylaştığını biliriz. Nezle, grip olduğumuzda kolumuzu kaldıramayacak halde, yorgun oluruz. Bağışıklık böyle zamanlarda kendini uyku moduna geçirerek gücünü artırmak ister. Uzanıp yatmak isteriz. Beden bizden bunu ister.

Uyku en büyük bağışıklık savunmasıdır.

Doğal melatonin en güçlü antioksidandır.

Bir gecelik bile olsa kötü ve yetersiz uyku tıpkı kötü bir yemek gibi insana zarar verir. Belki yemekten daha fazla zarar verir.

Uykusuzsunuz diye strese girmeyin, zaten uykusuzluk biyolojik stres sebebidir.

Uykusuzluk stres sebebi

Zaman ve sağlıkla ilgili bilim dalı olan kronobiyoloji gün ışığına ayarlı biyoritmi inceler.

Kronobiyoloji açısından bakarsak akşam 23:00'de uyumamız ve bundan en az 3 saat önce elektronik aletlerin ışığıyla teması kesmemiz gerekir. Çığ gibi artan modern yaşam hastalıklarında, özellikle kronik hastalıklarda elektromanyetik olarak kirlenmenin etkisini eminim pek çok kez duymuşsunuzdur. Bu yüzden yatak odanıza cep telefonunuzu sokmayın derler. Zaten basit bir mantıkla bakınca, gecenin bir yarısında kalkıp baktığımız cep telefonundan gelen ışığın, vücudun ışıkla çalışan iç saatini, biyoritmi şaşırttığını anlamak gayet kolaydır.

İki şey sirkadiyen ritmi bozar: gece yemek yemek ve gece elektronik aletlerle temasta olmak. Bunları yaptığımızda tamir saati şaşar, hormon ritmi bozulur ve zamana daha hızlı yeniliriz!

Biyolojik saat sabah gün ışığının başlaması ve kortizolün salınımı ile başlar. Kortizol çıktığı anda melatonin durur.

Günün devamında kortizol azaldığında serotonin ve adrenalin gibi günü mutlu ve enerjik çıkarabileceğimiz hormonlar üretilir.

Akşam havanın kararması ile serotonin melatonine dönmeye başlar. Saat 23:00'den itibaren melatonin pik yapar, uyku zamanı devreye girer, uykunun olduğu yerde ise kortizol olmaz.

Karanlık arttığında melatonin ile uyuruz ve sabah ışıkla kortizolle uyanır, serotonin ve adrenalinle devam ederiz. Hormonal döngü bu şekildedir.

Kortizolün stres hormonu olduğunu biliyoruz. Kısa süreli stres durumlarında yükselmesi gayet istenen, normal bir durumdur. Yani sabah çalar saat gibi bizi uyandırıp güne hazırlaması normaldir veya acil bir durumda aç bile olsak o anda yükselttiği kan şekeri ile bizim o acil meseleyi halletmemizi sağlayacak enerjiyi oluşturur, bu da normaldir.

Ancak kronik olarak sürekli salınması hiç istediğimiz bir durum değildir. Bu stres zararlıdır. Stresten korunmanızı önerdiğimizde bu kronik ve düşük düzeyli stresi oluşturan kortizolden bahsederiz.

Kronik düşük düzeyli stresin sebep olduğu hastalıklardan bahsederken bunun sirkadiyen ritme uyularak azaltılabileceğini de hatırlamalıyız.

Vücutta stres anında çalışan sistemin adı sempatik sistem iken gevşeme, rahatlama anında devreye giren sistemin adı parasempatik sistemdir. **Kortizol sempatik sistemin hormonu iken melatonin parasempatik sistemin hormonudur. Bu iki sistem de döngüler halinde çalışır yani sirkadiyendir. Gün boyu sempatik**

sistem aktiftir, gece ise parasempatik sistem aktiftir. Parasempatik sistem iç organ çalışmasını kontrol eden sistemdir. Tamir ve yenileme bu sistemin kontrolündedir. Gece daha aktif olan bu sistem uykudaki tamir işlemlerinin zeminini hazırlar. Eğer gece olunca sirkadiyen ritmi parasempatik sistemin aktif olacağı hale getirmiyorsak vücutta kronik stres olur. Biyoritmimiz ışığa ayarlı olduğuna göre gece geç yatıldığı zaman her gün tamir mekanizmasının iptali söz konusudur.

Vücudun kendini en güvenilir dış saate göre yani güneşe göre ayarlaması, gayet anlaşılabilir bir hayatta kalma mekanizmasıdır. Bu, iç saatimizin ayarlanmasında en temel mekanizma olsa da bizim günlük rutinlerimize göre de bir ayarlama sözkonusudur. Her günkü yemek saatimiz, hareketli saatlerimiz, uyku saatimiz gibi günlük rutinlerimiz de gün ışığı dışında iç saati ayarlamada etkilidir.

Günlük yaşantımız ve alışkanlıklarımız sirkadiyen ritmi nasıl etkiler? Şimdi biraz da ona bakalım.

Bu bölüme not alabilirsiniz.

Yaşam şekli ve iç saat

İç saatimizin dış saatle akordunu NELER BOZAR?

Jetlag

En bilinen iç saat bozucu, zaten saat farklarından kaynaklanan jetlag'dir. Uzun uçak yolculuklarından sonra yaşadığımız jetlag'in düzelmesi aslında sandığımızdan daha çok zaman alır. İç saatimiz zannettiğimiz kadar kolay kurulmaz. Çünkü beyindeki iç saat belirleyici SCN merkezi her gün sadece 1 saatlik yeni ayarlama yapabilir. Yani jetlag'den sonra bulunduğumuz yerin saatine alışmak için aradaki saat farkı kadar gün geçer. 5 saat fark varsa 5 gün sonra tam anlamıyla biyolojik iç saatinizle dış saat uyumlanır.

Jetlag'in asıl sebebi uzun uçuşlardır ama sadece kahve içmek bile bir tür jetlag yaratabilir. Buna kahve jetlag'i diyelim.

Kahve jetlag'i

Akşam tüketilen kahve uyku veriminin düşmesine, uykuya geçişin gecikmesine, melatoninin azalmasına sebep olur. Demek ki kahve de bir sirkadiyen iç saat bozucudur!

Kahvenin karaciğerden atılımını sağlayan özel kahve detoks genleri vardır. Bunlar kişiye göre genetik farklılık gösterir, hızlı veya yavaş çalışabilirler. Kimisi çok geç saatte kahve içse de hiç zorlanmadan uyur, kimisi de çok erken saatte içilen kahve yüzünden bile uykusuz kalır. Bu iki kişi arasında genetik detoks enzimi farkları vardır. Ama bu farka rağmen yaşlanmanın kendisi de zamanla kahvenin atılımını yavaşlatır. Kafein jetlag'inin de farkında olmamız gerekir. Saat 14 den sonra hiç değilse dekaf kahveyi tercih edelim.

Şimdi yeri gelmişken kahvenin nasıl uykuyu açtığını da anlatayım.

İşin ucu ATP'ye dayanır.

Uykunun gelmesi iki şekilde başlar. Birincisi bildiğimiz karanlık sinyalinin epifiz bezinden melatonin üretmesiyle olur. Melatonine karanlıkla alakası yüzünden vampir hormonu diyenler de vardır.

İkinci durumda ise uykumuz gelir çünkü vücudun pili bitmiştir. Pil bitmesi, yani pilimiz olan mitokondriyal enerjnin bitmesi.

Çok yorulduğumuz günlerin gecelerinde ışık açık kalmış olsa bile içimiz çekilir, uykusuzluğa dayanamayız, gözlerimizi açık tutmakta zorlanırız, resmen sızarız.

İşte bunu sağlayan beyinde biriken Adenozin isimli maddedir.

Adenozin birikimi uykuyu başlatır.

Adenozin nedir? Adenozin ATP'nin yani Adenozin üç fosfatın A harfli kısmıdır.

ATP'nin, 3 fosfat enerjisini kullanınca ADP'ye (Adenozin iki fosfat), onu da kullanılıp AMP'ye yani Adenozin mono fosfata ineriz. Son fosfatı da kullandığımızda sadece Adenozin kalmış olur. Fosfat kalmamış, pil bitmiştir.

Yorgunlukta, pilin tam anlamıyla bittiği, kanda Adenozin'in çoğalmasıyla beyne iletilir. Bunu anlatabilmek için beyinde ortada ne kadar Adenozin biriktiğini anlayacak, Adenozin'le bağlanacak reseptörler vardır.

Adenozin'e ait beyindeki reseptörler Adenozin'le yeterince dolunca uykuya yenik düşmek kaçınılmaz olur.

İşte kahve, beyindeki Adenozin reseptörlerine Adenozin'den önce bağlanır. Uyku sinyalini erteler, sahte bir uyanıklık ve enerji verir.

Kahvenin uyanıklık ve enerji verebilmesi sadece arada bir kahve içenlerde doğrudur. Sürekli içenlerde bu reseptörler duyarsızlaşır. Giderek artan miktarda kahveye ihtiyaç duyulur.

Adenozin'in varlığı AMP/ADP/ATP dengesinin çok bozulduğunu, yeni ATP yapacak hammaddenin kalmadığını söyler. Bu tükenmişlik haline ara verebilmek için beden uykuyla sizi nadasa alır. Bu sırada yemek yeseniz de ATP oluşturamazsınız. Çünkü AMP aşamasına kadar tükenmiş pil için şarj işi uzun sürer. D-riboz AMP'nin

ADP olmasını hızlandıran beslenme desteğidir. Acil durumlarda kahve yerine D-riboz da enerji için düşünülebilir.

Kahve dışında çay, enerji içecekleri, çikolata ve bazı ağrı kesiciler de uykuya dalışı geciktirirler.

Sosyal jetlag

Bir de sosyal jetlag var. Sosyal hayat gereği geç saatlere kadar arkadaşlarımızla oturuyoruz. Bunu haftada kaç gün yaptığınız elbette size kalmış. Sadece bedeninizi hak ettiği biçimde dinlendirmeyi lütfen ihmal etmeyin diyorum. Sağlık ve uzun ömür için bu şart. Şimdi de çok mühim bir başka jetlag sebebine geçelim.

Elektronik dijital jetlag

Buraya kadar saydıklarım arasında en çok bu jetlag'in önemli olduğunu düşünüyorum. Çünkü genç, yaşlı herkes sadece televizyona değil tüm elektronik aletlerle gündüz yetmiyor gece de muhatap. Aslında evdeki lambaların ışığı bile iç saat bozucu ama elektronikler liste başı.

Gece kullandığınız elektronikler gerçek bir kronik hücresel stres kaynağıdır. **Çünkü kortizol salınımına sebep olurlar.** Işıkları melatonin salınımını engeller. Olması gereken zamanda melatonin yoksa kortizol kafayı çıkarır.

Kortizolün varlığı zaten hemen yeme davranışını değiştirir. Kortizol kan şekerini yükseltmek ister. Daha çok yemenizi sağlar, tokluk hissinizin kaybolmasına sebep olur. "Kortizon tedavisi aldığım için kilo aldım" diyen tanıdıklarınız vardır.

Sonuçta mum ışığı ve şömine ışığı dışında ideal bir ışık düşünemiyorum. Elektroniklerinki ise mavi ışıktır.

Mavi ışık

Gözlerimiz sadece görme işlemi için kullanılmaz, gözde günün zamanını ölçen reseptörler de vardır. Göz retinası kamera gibidir. Gün ışığı spektrumunu çok hassas bir şeklide ölçer. Görünen ışık gök kuşağındaki bütün renk tayfını içerir. Temel renkler mavi yeşil ve kırmızıdır. Hepsi birleştiğinde beyaz ışığı yani güneş ışığını oluşturur.

Güneşten gelen onca ışığın çok küçük bir aralığını görünen ışık oluşturur. 400-700 nanometre dalga boyundaki ışıklar görünen ışıktır. Her rengin bu aralık içinde farklı bir dalga boyu vardır. Kırmızı en uzun mor en kısa dalga boyundadır.

Gözün cisimleri görme işini yapan reseptörleri dışında sirkadiyen ritmi ayarlayan reseptörü sağlıkta çok mühimdir. Bu Melanopsin isimli bir fotoreseptördür. Melanopsinin görevi şekil algılamak değil, güneş ışığının renginden dalga boyunu anlayarak **günün hangi saatinde olduğumuzu beyindeki asıl zaman ölçer olan merkeze bildirmektir. Asıl zaman ölçer, SCN yani Suprakaizmatik nükleus, hipotalamustadır, bizim biyolojik saatimizdir. Zeitgeber yani biyoritim tutucudur.**

SCN master saat olarak adlandırılır. SCN, tüm beyin ve tüm organlarla ortak çalışır. Organların sirkadiyen ritimlerini düzenler. Hormon salınım zamanlarını belirlemekte söz sahibidir.

SCN hipofizden büyüme hormonu, epifizden melatonin, böbrek üstünden kortizol, tiroidden tiroid hormonu, gonadlardan seks hormonları salınmasında zaman ayarlayıcıdır.

SCN zaman sayacıdır. Alzheimerda dejenere olan SCN sebebiyle hastalar günü, yılı, açlığı tokluğu bilemezler.

SCN'ye ışık bilgisi taşıyan Melanopsin, özellikle mavi ışık dalga boyuna hassastır. Mavi ışık, 400-500 nm boylarındadır. (480)

Melanopsine fotopigment diyebiliriz. Görme özürlülerde de biyoritmi ayarlayan, ışığı yakalayan pigmenttir. Görmeye değil sirkadiyen ritme hizmet eder.

Melanopsin uyku saatini ve uyanıklık saatini SCN'ye bildirir, SCN'de anında bu bilgiyi tüm vücut ile paylaşır.

Melanopsinin sirkadiyen ayarlamalarında dopamin hormonunun da aracılık ettiğini belirten çalışmalar vardır. Buradan SAD denen kış depresyonunu güneş ışığı eksikliği ile azalan dopamine bağlayabiliriz.

Melanopsinin mavi ışık dalga boyuna hassas olması onu elektronik aletlerden çıkan mavi ışığın sağlığa zararlı olduğu iddiamızda bizi haklı çıkarır. **Cep telefonu, tabletler, bilgisayar ve TV'lerden yayılan ışık 400-500 nm arasındaki mavi ışıktır.**

Gün ışığı bittiği halde bu dalga boyunu algılayan melanopsin sirkadiyen ritmin gece faslına geçtiğini bilemez. Gündüz gibi algılar ve SCN'ye, SCN vasıtasıyla tüm vücuda gündüz olduğu bilgisi yayılır. Oysa gündüz başka gece başka işlemlerin yapıldığını kitap boyunca anlattım.

Bu şimdilik büyük bir sağlık sorunu olarak ele alınmıyor. Bu durumun bir iki gece olması sorun çıkarmıyor gibi görünse de, bir çalışmaya göre insanların günlerinin %87'sini ofis ve ev içinde geçirdikleri tespit edildi. Bu durumda hem lambalar hem elektronikler sebebiyle sürekli sahte ışık tacizine uğrarız. Ofisler neyse ama akşam olduğu halde evde elektroniklerimize bakmaya devam edersek sirkadiyen ritim sinyalleri karışır.

Elektronik aletlerden gelen ışık şu andaki yaşamımızın neredeyse ayrılmaz parçası. Bu mavi ışıkların sağlığa zararı üzerine çok fazla çalışma yapıldı. Görünen o ki bu konu ilerde tıbbın büyük meselesi olacak.

Melanopsin elektronik mavi ışığı da gözden SCN'ye iletilir. SCN'den aldığı bilgi ile pineal (epifiz) beze henüz melatonin yani uyku hormonu üretmemesini söyler. Diğer renkler de etkili olmakla beraber en çok elektroniklerin yaydığı dalga boyundaki mavi ışık SCN'yi uyarır. Kırmızı ışık da bu durumu o kadar değiştirmez. Gece lambalarının turuncu kırmızı olması uykunun açılmaması açısından akıllıcadır.

Mavi ışık, gündüz değil gece göze geldiğinde vücut için bir stres yapıcıdır. Mavi ışık stres hormonu kortizolü artırır, melatonini azaltır. Kortizol, parasempatik yani reset sisteminin çalışmasını azaltır. Oysa gece ve uyku tamamen parasempatik sistemin ve yenilenmenin zamanıdır. Mavi ışık yüzünden sempatik sistem aktivasyonuna bağlı kortizolün mevcudiyeti obezite, diyabet ve tüm kronik dejeneratif hastalıklarda olumsuz etkilidir.

Mavi ışık özellikle enerji metabolizmasını etkiler çünkü enerji metabolizması sirkadiyendir. İnsülin, glukakon, leptin, grelin, tüm bu yemek ve doymak ile ilgili hormonlar sirkadiyen olarak çalışırlar. Bunların etkili olduğu organlar olan karaciğer, pankreas, bağırsaklar ve bütün sindirim sistemi da sirkadiyendir. Mavi ışık bu hormonları gece de gündüz ritminde tutar.

Ne zaman yediğin ne kadar yediğinden önemlidir demiştik. Mavi ışık gece yeme isteğini artırır. Gece yiyenlerin daha sık kilo problemlerine, hipertrigliserit, kolesterol yüksekliği, ürik asit yüksekliği, diyabet ve insülin rezistansı hastalıklarına yatkın olduğu biliniyor. Pankreasta da melatonin reseptörleri vardır. İnsülinin karşıtı olan glukagon reseptörleri melatonine duyarlıdır. Melatonin yoksa devreye insülin girer.

Demek ki gece atıştırmanıza sebep olan bir suçlu da elektroniklerdir. Çünkü sistemin kapanmasını sağlayan melatonini engellerler. Mavi ışığa bir saat maruz kalma melatonini % 60 azaltır.

Melatoninin azalmış olmasının yani uyku verimliliğinin azalmasının kilo sorunlarıyla, psikiyatrik durumlarla, kanserle ilişkisi gösterilmiştir.

Özetle hem mavi ışık hem de gece yemek sirkadiyen ritmi bozar!

Maske ile uyumak, ışık geçirmeyen perdeler kullanmak, TV'yi, bilgisayarları ve cep telefonlarını yatak odasından uzak tutmak, uykudan 3-4 saat öncesinde elektronik aletlerle temasta olmamak, gözleri bu ışıktan korumak akıllıcadır.

SCN'nin saat ölçer, *timekeeper* olduğunu hatırlarsak onun için:

* gece ışık geldiğinde
* gece uyanık olduğumuzda ve
* gece yediğimizde

sirkadiyen döngü, olması gereken 24 saatlik periyodlardan daha kısalmış gibi olur. Gece yer ve ışıkta oturursak kendi biyolojik zamanımızı ileri sarmış olacağımızı ve hızla yaşlanacağımızı, bu hızlanmış döngüler mantığı ile daha iyi anlayabiliriz Belki tüm dünya şıkır şıkır ışıklar altında olduğu için hepimize zaman hızlanmış gibi geliyor.

Sonuç olarak biyolojik zaman sayacını destekleyip uzun yaşamak, fit olmak, sağlıklı ve genç kalmak için onu dürtmemek, bunun için de geç yatmamak, gece yememek ve gece ışığa maruz kalarak melatonini yok etmemek gerekir.

Adı üstünde, melatonin uyku hormonudur. Karanlıkta salınır. Gün ışığı altında ve sahte ışıkta salınımı durur. Melatonin olmadan uykunun tamir faydası sağlanamaz. Melatoninin olmadığı durumda kortizol vardır. Yani;

* Kortizol varsa vücut stres altındadır.
* Mavi ışık kronik stres sebebidir.
* Mavi ışık kortizol sebebidir.
* Mavi ışık sirkadiyen iç saat bozucudur.
* Hepimiz ve çocuklar için büyük tehlikedir.
* Sadece elektronikler değil LED lambalar ve wi-fi de zararlıdır.
* En iyi seçenek mum ışığı veya şömine başıdır.

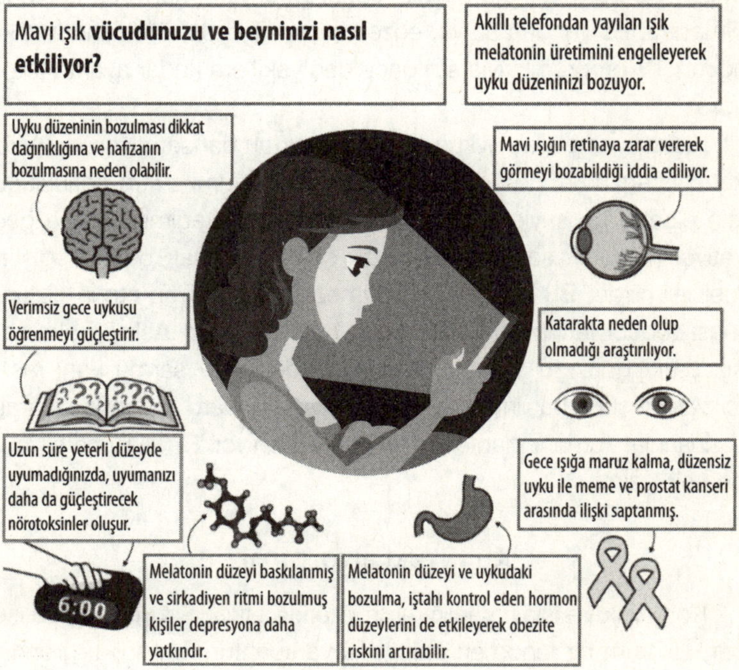

Malillüminasyon: Çağın yeni hastaliği

Edison ampulü buldu melatonin bozuldu! Elbette Edison'a yüzyılın icadını çıkardığı için kızacak halimiz yok ama kabul edelim, melatonin hormonunun dili olsa herhalde en nefret ettiği kişinin Edison olduğunu söylerdi. Çünkü ampulün icadıyla sirkadiyen ritmimiz bozulmaya başladı. Şimdilerde maruz kaldığımız elektronik aletlerin ışıkları ile de bu durum tepe noktasına ulaştı.

İstenmeyen ışığa maruz kalmaya veya gün ışığına yeterince maruz kalamamaya malillüminasyon diyelim. *Mal* kötü demektir, illüminasyon ise ışıklanma, aydınlanma anlamına gelir. Bence bunu da günümüzün yaygın ama farkında olmadığımız bir hastalık olarak hastalıklar listesine eklemeliyiz.

Gece şiftinde çalışanların, çok seyahat ederek jetlag olanların, gece çocuğu için kalkan annelerin sirkadiyen ritimlerinin bozulduğunu hatırlatmama gerek yoktur artık diye düşünüyorum. Ama bazen biz hekimler de ritminizi bozacak şeyler yapıyoruz farkında olmadan. Bir yandan az ye, egzersiz yap diyoruz, öte yandan çıktığımız TV programlarıyla sizi gece geç vakitlere kadar ayakta tutuyoruz.

Kaçınılmaz olarak uykumuzdan olmaktan bahsetmiyorum. Ama kendi isteğimizle, gönüllü olarak sebep olduğumuz ritm bozukluğu için elbette bir şeyler yapabiliriz. Yani kendi isteğimizle gece geç yatıyor, olmadık saatlerde olmadık şeyler yiyorsak bunu değiştirmek elimizde. Bu sistemi değiştirmezsek sirkadiyen ritmin hızlanması sebebiyle olması gerekenden hızlı yaşlanırız. Aslına bakarsanız bana göre şu anda tüm dünya adeta ileri sarma yani *fast-forward* tuşuna basılmış gibi yaşıyor. Fast-forward'ın sonucu olarak da insanlar zamanından önce ve hızlı yaşlanıyor. Bu duruma bir dur demek lazım!

Kuantum biyolojimiz

Konu ışık ve ışığın sağlığımızın üzerine etkisi olduğuna göre ışığın kuantum bir fenomen olduğunu ve kuantum biyoloji bilgilerinin de işin içine girdiğini hatırlayalım. Işık kuantum biyolojinin konusudur. Newton fiziği ve klasik biyoloji ile sirkadiyen ritmi açıklayamıyoruz. Kuantum fiziği ve kuantum biyolojisi dünyasına girince sadece güneşle değil tüm evrenle sıkı temasta olduğumuzu da kavrarız. Bu bakış açısı alıştığımız sağlık bilgilerini çok aşar. Ancak güneşten, sirkadiyen gün/gece ritminden söz ettiğimiz anda da aslında konuya girmiş oluruz. Hiçbir şey doğanın ve evrenin kuantum biyoloji kurallarının dışında hareket edemez.

Güneş ışığı foton olarak paketler halinde gelir. Bu pakette ışık enerjisi kuant olarak adlandırılır. Aynı anda dalga ve parçacık özellikleri gösterebilir. Foton ışık paketi olduğu kadar enerji paketidir de. Işık, ısı ve kütle çekimi, bu üçü tüm biyolojiyi kontrol eder.

Güneşin doğmasının biyolojik ritmimizi çalıştıran ilk saat olduğunu biliyoruz. *Güneş bizi evren ve kendisi ile ve diğer canlılarla senkronize eder*. Biz, bitkiler, hayvanlar, mantarlar, bakteriler, planktona kadar her canlı bu ayarlamalara uyar. Bu bir hayatta kalma olayıdır. Yiyecek bulmak, üremek, kıtlık ve bolluk zamanları, hayatta kalma çabaları, hepsi ama hepsi ışığa göre olur.

Işık daima geldiği yerde kimyasal bir olay yaratır. Kimyasal olayların başlama kibritini çakar. Fotosentez de bunun kanıtıdır. Bizim D vitamini üretimimiz de bunun kanıtıdır. Ama işte bu düzen sirkadiyen şekilde olmalıdır. Güneş olmadığı zamanda ışık olmamalıdır.

Tüm canlılar birbirine bağlıdır. Buna kuantum entanglement yani kuantum dolaşıklık diyebilirim. Tüm canlılık enerji akışları ile birbirine bağlıdır. Her şey birdir. Hepimiz birbirimize ve sonra Ay'a, Güneş'e, evrene bağlıyız. Güneş'i, Ay'ı ve evreni, foton-ışık, manyetizma ve kütle çekimi oluşturur. Yani bizim biyolojimizi de ışık-foton, manyetizma ve kütle çekimi oluşturur. Bütüne olan bağımızı sağlayan bu üç faktörden ışığı algılamak için tüm vücudumuzda sensörler vardır. Gözlerimizde, cildimizde, hatta damarlarımızda akan kanda, hatta hatta *DNA'mızın iplikçiklerinde b*ile. Benim fikrime göre, mikrokozmoz olan hücre içinde de makrokozmoz olan evrende de her şey birbiriyle ışık ile bağlıdır.

Kendi vücudumuzla, çevremizle, evrenle senkronize olmak için kol saatimizi güneş saatine ayarlamak zorundayız. Belki gelecekte reçetelere sadece ilaçlar değil belli yerler de yazılacak; dünya üzerindeki bazı yerler güneşin dalga boyunun daha ideal geldiği yerler olduğu için, reçeteye yazılacaklar. Hekiminiz diyecek ki: "Siz en iyisi gidin sirkadiyen biyoritminizi en iyi koruyacağınız şu kente yerleşin."

Şimdilik bunlar fütüristik tıp tüyoları olarak aklımızın bir köşesinde dursun, biz yeme-aç kalma, uyku-uyanıklık, ışık-karanlık döngülerimizi korumaya çabalayalım yeter. Ritimler, döngüler, akışlar bir düzen içinde olmalıdır. Kitabın ana fikri budur.

Bu kitaptan sağlığınızı korumak, uzun ve mutlu bir ömür sürmek için yepyeni bir perspektif kazandığınızı umuyorum. Bu kitap kalori saydıran değil, iyi alışkanlıklar edindiren bir kitaptır.

Okumak ve anlamak konusunda gösterdiğiniz sabır için de teşekkür ederek bitiriyorum.

Bu bölüme not alabilirsiniz.

Haplara mecbur kalmamak için hap gibi öneriler

Sirkadiyen ritminizi ayarlamak için:

* Sabah erken kalkın. 07:30'dan önce dışardaki gün ışığına 1 dakika direkt bakmaya çalışın. Bu sirkadiyen saati kurar. En hızlı dopamin (haz) hormonu kazanma yöntemidir. O geceki melatonin salınımınızın miktarı artar, çok daha iyi uyursunuz. Uykusuzluk varsa önce erken kalkıp dışarı çıkarak saatleri ayarlamak gerekir. Gün boyu sisli beyin dediğimiz, afyonu patlamamış halde gezmeye engel olur. Gece de uykusuzlukla boğuşmanız azalır.
* Bunu yapamıyorsanız melatonin lambasına bakmak da fayda sağlar (melatonin lambası gün ışığının tüm dalga boylarını içerir).
* Güneşin rahatsız edici olmadığı zamanlarda güneş gözlüğü takmayın.
* Gece TV, cep telefonu, tablet ve bilgisayar ışıklarından uzak durun.
* Yatmadan en az iki saat önce bu teması kesmek gerekir. Yatak odasında da bulundurmayın.
* Bilgisayarınız, cep telefonunuz için ekran koruyucu filtre kullanın. Hepsinde zaten mavi ışık filtreleri vardır. Onları gece açılmaya ayarlayın.
* Evinizde led ışık kullanmayın. Kırmızı ışık, şömine, mum ışığı tercih edin. Gün ışığı lambaları da bulabilirsiniz.
* Yatmadan en az 1 saat önce odanın ışığını iyice kısın.
* Perde ve uyku bandı kullanarak ışığı tam kesmeye çalışın.
* Yatak odanız fırın gibi olmasın, uyurken düşük ısıda tutun. Uykuya geçişte odanın serin olması sirkadiyen ritme destek olur.
* Gece kalkmalarında elektroniklere asla bakmayın.

Mitokondri sayısını artırmak için:

* Egzersiz yapın.
* Soğukla teması artırın.

* Soğukta artan kahverengi yağ dokusunu çoğaltmak için duş sonrası soğuk duşla devam edin.
* Mitokondri destekleri kullanın.
* Gece açlığına uymaya çalışın, en azından haftanın bazı günleri bu sistemi uygulayın.
* Basit karbonhidratları özellikle akşam tüketmemeye çalışın.
* Alkol kullanımını sınırlayın.
* İlaç kullanımında muhakkak hekiminizden bilgi alın.
* Pestisit, egzoz, sigara dumanı gibi çevresel toksinlere dikkat edin.
* İyi nefes almaya çalışın. Doğru nefes almak için varsa deviasyon, diş sıkma, horlama ve apne gibi sorunlarınızı çözmeye çalışın. Anksiyete sorununuz varsa bunun oksijensizlik yarattığını hatırlayarak dingin kalmaya çalışın.

Beslenme şekli önerileri:

* Sabah protein ağırlıklı, öğlen kompleks karbonhidratlarla, erken akşam yemeğinde de yağ ve bitkisel ağırlıklı beslenin.

* Saat 17-18 itibariyle yemeği kesmeye çalışın.
* Doğal, mevsiminde, organik beslenmeye çaba gösterin.
* Pişirmekten çok çiğ tüketmeye yönelin.
* Lokmanızı minimum 20 kere çiğneyin.
* Yağ tüketimine ayrıca özen gösterin.
* Yanlış yiyecekleri yemektense aç kalmanın uzun dönemde daha sağlıklı olduğunu hep aklınızda tutun.

Yaşam önerileri:

* Meditasyon yapın.
* Mindfullness'la, bilinçli farkındalıkla yaşayın.
* Fırsat buldukça doğada olmaya çalışın.
* Topraklanmak için çaba gösterin.
* Evcil hayvan besleyin.
* Düzenli uyuyun.
* Sosyal jetlag'i haftada 2 gün ile sınırlamaya çalışın.
* Kahveyi saat 14.00'ten sonra içmeyin.

Bu bölüme not alabilirsiniz.

Sonsöz

Benim şahsi kurtuluş önerim:
Kendini eğitme.

Farkında mısınız, dünyada sağlığı koruma, uzun yaşama hatta ölümsüzlüğü yakalama çabaları nerelere vardı? Dünya nereye gidiyor, biliyor musunuz? Şimdi anlatacaklarım size bilim kurgu senaryosu gibi gelecek belki. Ama hepsi gerçek!

Genç kanı alıp kendinizinkiyle değiştirip gençleşebiliyorsunuz. Ve bu legal!

Çin'de genleri planlanmış bebekler doğdu. Bu bebekler sözde hastalıklı geni değiştirmek için yapılmıştı sonra anlaşıldı ki aynı gen beyin kapasitesine de etkiliymiş. Yani ilk süper modifiye insanlar oluşturuluyor!

3D printer'dan yedek organ yapılıyor.

5G teknolojisi kullanılarak ülkeler arası robotla ameliyatlar yapılabiliyor.

Endoskopi gibi hortum yutturmalı işler artık küçücük nano robotları yutarsanız da oluyor.

Watson bilgisayarı bir doktordan hızlı teşhis koyuyor.

Giyilebilir teknolojiler kolunuzdaki saatten doktorunuza kan şekerinizi bildiriyor.

Kök hücre tedavileri çığır açıyor.

Kanser tedavisinde özel cihazlar, ilaçlar kullanılıyor. Kişiye özel immünoterapiler yapılıyor.

Kriyoprezervasyonla tüm vücudu ölmeden dondurup yıllar sonra tekrar hayata döndürmek planlanıyor.

Mars'a gitmeye, turistik gezilere çok az kaldı!

Ve tüm bunlar olup biterken dünya nüfusu da durmuyor, giderek artıyor. Dünyadaki gıda kaynakları kime yetecek? Gıdalar bozuldukça hastalıklar artıyor. Peki bu kadar insanın yukardaki özel sağlık teknolojilerinden eşit biçimde yararlanabileceğini mi düşünüyorsunuz? Üzgünüm ama böyle düşünmek iyimserlikten öte saflık olur! Bu tür fütüristik ve kaçınılmaz olarak pahalı yöntemlerden yararlanabilenler ölümsüzlüğe yelken açmaya çalışırken yararlanamayanlar ne yapacak sizce? Kısa, hastalıklı yaşamlar mı sürecek? Yoksa insanlar sağlık konusunda da farklı sınıflara mi ayrılacak?

Dünyanın bu hızla nereye gittiğini ben söyleyeyim size: 'Health Elit'leri geliyor. *Health elite* yani *sağlık elitleri!* Yukarda bahsi geçen ve daha benim bile bilmediğim teknolojileri kendi uzun yaşamları ve sağlıkları için kullanmaya imkânı olan kimseler.

Gattaca ve *Elysium* filmlerini seyrettiniz mi?

Seyretmediyseniz seyredin.

Gelecek nasıl bir yer olacak ipuçlarını göreceksiniz.

Peki biz ne yapacağız?

Biz de sağlık elitlerinden olacağız!

Kitaplarımın tamamı, sağlık elitlerin imkânlarıyla yarışabilmek adına sizleri bilgi eliti yapmak için yazıldı. Bu yarışta bilgimizle biz de varız! Onların satın aldığı sağlığı siz bilginizi uygulayarak hiç hastalanmamak olarak elde edeceksiniz. Sağlıklı, uzun bir ömür sürmek için bilgi paradan daha değerli!

Sağlıklı olmayı öğrenmek elimizdeki en büyük kozumuz.

Biz, hiç hastalanmamak seçeneğini kullanacağız!

Başka seçenek gören var mı?

Dr. Ayşegül Çoruhlu

Bu bölüme not alabilirsiniz.